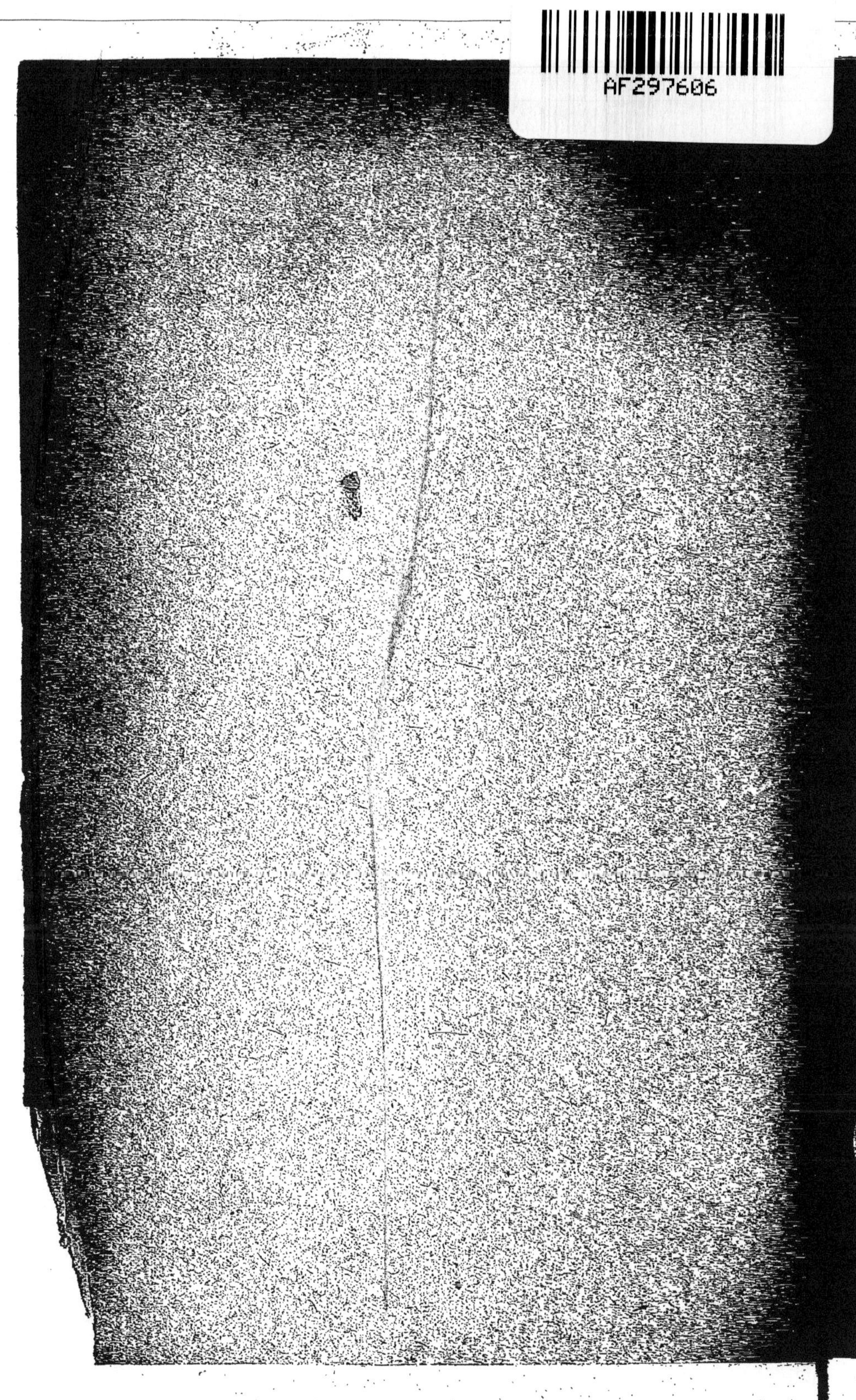

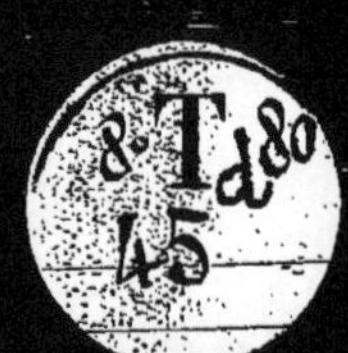

ÉVOLUTION ANATOMIQUE
DES FRACTURES MOBILISÉES
DANS LE BUT DE PROVOQUER DES PSEUDARTHROSES

ROLE DES MUSCLES DANS LA CONSOLIDATION DES FRACTURES ET DANS LES PSEUDARTHROSES

Par le Prof. V. CORNIL et le Dr P. COUDRAY

A la suite de nos études sur le cal normal [1], nous avons cherché à provoquer des pseudarthroses chez des lapins, en mobilisant journellement et avec une certaine énergie, les fragments des fractures que nous avions faites sur ces animaux. Ce simple énoncé suffit pour faire comprendre que nos manœuvres n'ont qu'une relation fort éloignée avec la minime mobilité qu'on peut provoquer dans un foyer de fracture récente, lorsqu'on traite cette fracture par la méthode *de mobilisation articulaire* et *de massage*, méthode de M. Lucas Championnière. Certains points de ce sujet ont déjà été visés dans un travail que nous avons présenté à l'Académie de médecine (séance du 8 décembre 1903).

On croit volontiers que la mobilité, entretenue avec soin dans une fracture par des manœuvres journalières de déplacement des fragments, aboutit inévitablement à une non-consolidation de cette fracture, à une pseudarthrose. Il n'en est rien. La consolidation est un peu retardée, et elle s'opère avec un cal plus volumineux, parfois même difforme à cause de son volume, mais cette consolidation est très vigoureuse. Les études faites sur les fractures mobilisées sont rares. Nous devons cependant rappeler les travaux de V. Ollier et surtout de Rigal et W. Vignal.

Victorin Ollier [2] relate des expériences qu'il a faites sur *deux*

---

1. V. Cornil et P. Coudray, *Acad. des sciences*, 20 juillet 1903, et *Journal de l'anat. et de la physiol. norm. et path.*, mars-avril 1904.

2. V. Ollier, *Du cal et de ses modifications sous l'influence de l'inflammation*, thèse de Montpellier, 1864.

lapins en mobilisant, tous les trois jours, les fragments d'une fracture de l'avant-bras et de l'humérus. Dans le premier cas, où l'animal fut sacrifié le vingtième jour, la mobilité était devenue obscure, et le cal était complètement cartilagineux; la cavité médullaire était agrandie. Dans le second fait, où les pièces furent examinées au bout de vingt-huit jours, le cal était volumineux, très solide, la cavité médullaire agrandie. En somme, la mobilisation des fragments prolongeait la période cartilagineuse du cal et en amenait la médullisation prématurée; telles étaient les deux conclusions de l'auteur.

Rigal et W. Vignal [1], dans leur remarquable travail de 1881, ont vu qu'il était extrêmement difficile de provoquer des pseudarthroses sur les animaux, tels que le rat, le cobaye et le lapin. Ils sont arrivés chez ces animaux à maintenir des fractures mobiles pendant assez longtemps, mais dès qu'ils cessaient la mobilisation des fragments, la consolidation s'effectuait. En somme, ces auteurs ne sont pas arrivés non plus à provoquer des pseudarthroses véritables par la mobilisation des fragments, c'est-à-dire des *pseudarthroses définitives*.

Nos expériences ont été faites sur les côtes, l'avant-bras et l'humérus des lapins; ce sont les côtes qui ont montré la plus grande facilité à conserver assez longtemps la mobilité. La mobilisation a été faite régulièrement, tous les jours.

I. — FRACTURES MOBILISÉES.

Dès les premiers jours on observe un gonflement énorme, beaucoup plus considérable que celui des fractures ordinaires. Les fractures de l'avant-bras et de l'humérus mobilisées ne présentent plus que de faibles mouvements au bout de dix-huit jours. La consolidation paraît se faire vers vingt ou vingt et un jours. La mobilisation des fragments n'amène donc qu'un retard de quelques jours (quatre ou cinq jours) dans la consolidation. Au niveau des côtes, nous avons pu maintenir la mobilité plus longtemps, jusqu'à vingt-cinq jours environ.

Dans les premiers jours, la mobilisation provoque une certaine douleur, qui s'atténue assez vite, à mesure que les mouvements sont restreints par la néoformation du cal. Puis, contrairement à ce qu'on observe dans les fractures simplement abandonnées à elles-mêmes, le cal, qui présente son maximum de volume le sixième jour

1- *Arch. de phys. norm. et path.*, 1881.

environ, pour diminuer ensuite progressivement, continue à augmenter de volume dans les fractures mobilisées. C'est ainsi que sur une fracture de l'humérus de trente-cinq jours, consolidée après mobilisation, le cal était au moins *sept ou huit fois* plus volumineux que l'os voisin.

Au bout de *dix jours*, nous avons trouvé, comme dans le cal ordinaire, une ossification périostique assez épaisse; mais ce qui domine, c'est une énorme production cartilagineuse: au niveau d'une fracture du cubitus, on reconnaissait facilement à l'œil nu les blocs cartilagineux du cal. Le cartilage n'existe pas seulement sous le périoste, mais il prend une place considérable entre les deux fragments qu'il coiffe et qu'il sépare; on trouve même des *îlots cartilagineux dans le canal médullaire* et *dans les espaces médullaires de l'extrémité des fragments*, fait qui ne se montre pas dans le cal des fractures ordinaires. Ces îlots cartilagineux qu'on voit dans la moelle, au niveau de l'un des fragments, sont constitués par un tissu cartilagineux fœtal, formé de cellules petites, allongées, et séparées par une couche homogène hyaline et fibrillaire, sans capsules colorables. Entre les deux blocs cartilagineux qui ne recouvrent pas les fragments dans leur totalité, il existe une *cavité centrale* contenant du sang et de la fibrine; c'est en ce point que se passent les mouvements.

Peu après, au bout de *douze jours*, sur une coupe longitudinale de fracture de côte, nous voyons les deux blocs cartilagineux *c, c*, qui coiffent les extrémités osseuses *o, o* et qui sont devenus énormes, séparés par une bande de tissu fibreux *tt* (fig. 1). Cette bande est plus large à son centre qu'à ses extrémités où elle se renfle cependant en forme de cône dont la base se confond avec les fibres du périoste. Ce tissu fibreux des extrémités est très vascularisé; entre ses fibres, on trouve des cellules de tissu conjonctif allongées avec de gros noyaux ovoïdes. De même que ce tissu fibreux, le cartilage voisin est très vasculaire; on y voit de gros capillaires dilatés dont un certain nombre ne sont constitués que par un simple endothélium.

Dans la partie centrale de ce diaphragme fibreux intercartilagineux, le tissu conjonctif, très vascularisé, présente des fibrilles irrégulières, comme cassées (voyez la fig. 2); dans les interstices ainsi créés entre les fibrilles conjonctives, on trouve quelques globules blancs disséminés. A la périphérie de cette partie fibreuse centrale, le tissu cartilagineux est pénétré par des fibres conjonctives, qui se placent au milieu de la substance fondamentale du cartilage *ff* (fig. 2). Ces fibres minces bordent les capsules cartilagineuses; elles peuvent entourer un groupe de trois, quatre capsules, et même davantage. C'est ainsi que nous avons représenté

dans la fig. 2 le tissu cartilagineux *cc*, voisin de la bande fibreuse
centrale avec ses cellules et capsules et ses fibres *f*. A mesure qu'on
se rapproche de la bande centrale, les fibres conjonctives *t* deviennent plus nombreuses et elles sont alors séparées par des cellules
aplaties de tissu conjonctif *a, a*. C'est là que se passaient les mouvements.

Le canal médullaire, qu'on ne trouve qu'à une certaine distance
par le fait de cette exubérance cartilagineuse, présente de la moelle
enflammée; il ne renferme ni cartilage, ni ossification. Disons de

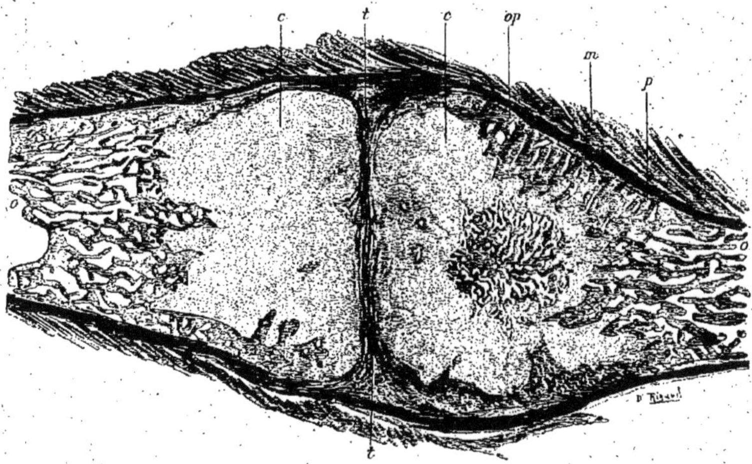

Fig.1 . — Fracture de côte mobilisée après douze jours : — *o, o*, extrémités des deux fragments
coiffées d'un os aréolaire de nouvelle formation, et de cartilage *c, c* ; *p*, périoste ; *m*, muscles ;
op, os périostique ; *t, t*, tissu fibreux au centre de la fracture, intermédiaire aux deux blocs
cartilagineux et dans lequel se passaient les mouvements. Grossissement de 10 diamètres.

suite que la présence du cartilage dans le canal médullaire des fragments mobilisés est un fait très inconstant. Rigal et W. Vignal
avaient signalé l'existence du cartilage dans le canal médullaire vers
le vingtième jour. Après l'y avoir vu au dixième jour, comme nous
l'avons indiqué plus haut, nous ne l'avons retrouvé ni au douzième,
ni au dix-huitième, ni au vingt-cinquième.

Dans une autre pièce de douze jours où les fragments n'étaient
pas au contact et bout à bout, comme dans la pièce précédente, et où
il s'agissait aussi d'une fracture de côte mobilisée, la disposition des
blocs cartilagineux et du tissu fibreux était beaucoup moins régulière.

Plus tard, *au dix-huitième jour*, sur une fracture de l'avant-bras avec chevauchement et dans laquelle la mobilité commençait à devenir minime, nous retrouvons encore les mêmes éléments. Les fragments, avec leur ossification terminale sont coiffés de cartilage, et ce dernier est en contact avec du tissu fibreux. Au niveau du point où s'effectuent les mouvements, ce tissu fibreux est lâche; les cellules conjonctives sont généralement aplaties. En certains points, du côté du périoste, on note de petites extravasations sanguines. Le canal médullaire est presque complètement rempli par une néo-

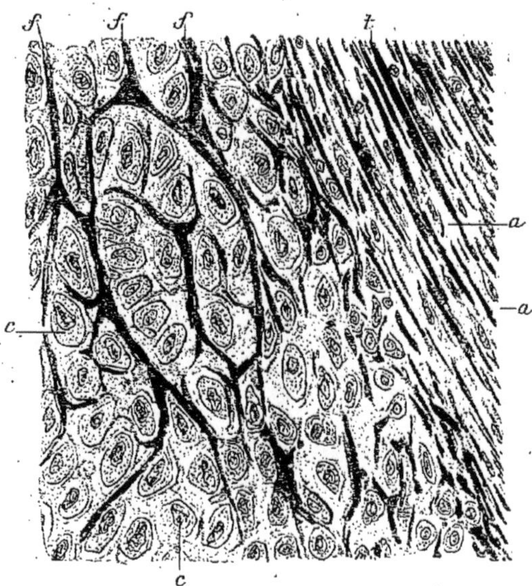

Fig. 2. — Fracture de côte mobilisée après douze jours; partie fibro-cartilagineuse centrale représentée en *t*, dans la figure 1; — *f f f*, tissu fibro-cartilagineux; *c*, cellules et capsules de cartilage; *t*, tissu fibreux central avec ses cellules conjonctives *a*, *a*. Grossissement de 350 diamètres.

formation osseuse, et ne renferme pas de cartilage; la moelle y est déjà moins enflammée que précédemment. Le cartilage sous-périostique est encore très abondant, mais moins qu'à douze jours. L'ossification commence à prendre une place prépondérante.

Sur une fracture *de côte de vingt-cinq jours*, sans déplacement et sur le point d'être consolidée, car elle ne conservait plus que de très minimes mouvements, nous notons des changements importants (fig. 3). Il n'y a plus de cartilage à l'extrémité des fragments *o*, *o*; les deux extrémités, coiffées de leur ossification propre, *op*, *op*

(fig. 3) à laquelle se joint l'ossification médullaire, ne sont séparées
que par une bande de tissu fibreux *f* dont nous avons vu l'existence
déjà au bout de douze jours. L'un des fragments pénètre, comme
par effraction, en un point de ce tissu conjonctif, et tend visible-
ment à rejoindre le fragment opposé, placé vis-à-vis de lui. Entre
les deux fragments existe une petite cavité claire *a* (fig. 3) remplie en grande partie par du tissu conjonctif lâche, très vasculaire, et dont les fibres sont cassées et en partie détruites par
places. C'est là que se passaient les mouvements. L'ossification
déborde de toutes parts le cartilage que nous voyons confiné en

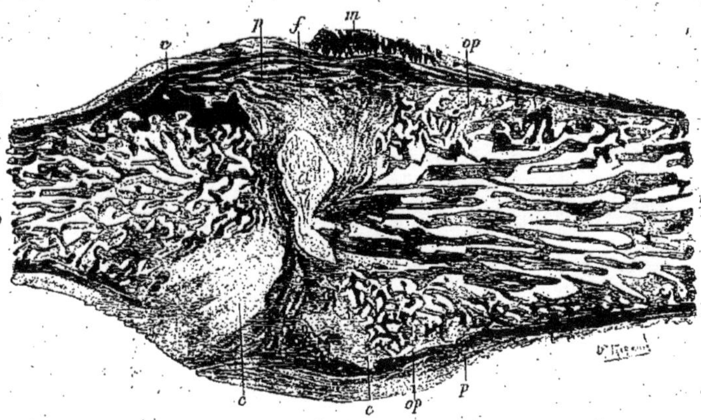

Fig. 3. — Fracture de côte mobilisée après vingt-cinq jours : — *o, o*, extrémités des fragments ;
op, os nouveau périostique ; *p*, périoste ; *m*, muscles ; *c, c*, cartilage ; *f*, tissu conjonctif central
creusé d'une cavité et dans lequel s'effectuaient encore quelques mouvements. Grossissement
de 10 diamètres.

deux points restreints sous le périoste, en contact avec l'ossification latérale ou périostique, qui est très considérable sur l'un des
fragments (en *op*, *op*). En un mot le cal de la fracture est près
d'être achevé.

Sur une autre côte *de vingt-cinq jours*, où les fragments chevauchaient l'un sur l'autre, on observe un processus analogue (fig. 4).
Les deux fragments *o,o*, qui ne se touchent que par un point et à
une certaine distance de leur extrémité, ne sont pas revêtus de cartilage ; ils se perdent dans le tissu conjonctif. Sur l'un d'eux, sous le
périoste en *p*, ce tissu fibreux semble adhérent ; sur l'autre, il y a
un espace libre entre le fragment et le tissu conjonctif. A une petite
distance, dans le tissu conjonctif enflammé et très vascularisé,

en *e, e,* on trouve une multitude de petites esquilles souvent microscopiques, évidemment détachées de l'os néoformé par le frottement
provoqué. Dans les plus petites esquilles, les cavités osseuses man-
quent, mais elles sont visibles dans les plus grandes, où elles
sont vides et dépourvues de cellules. Quant au cartilage, il est,
comme dans la pièce précédente, confiné en *c, c,* au pourtour des
fragments sous le périoste et à une certaine distance du foyer de la

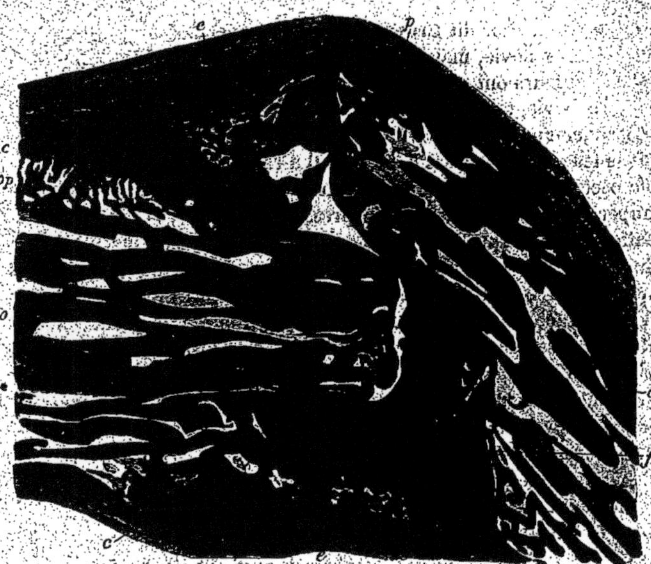

Fig. 4. — Fracture de côte mobilisée après vingt-cinq jours : — *p,* périoste ; *op,* os périostique ;
o, o, extrémité des fragments ; *f, f,* tissu fibreux entre les fragments ; *c, c,* cartilage ; *e, e,*
petites esquilles. Grossissement de 10 diamètres.

fracture. Le canal médullaire est à peu près complètement comblé
par du tissu osseux. Il y avait encore un peu de mobilité dans
cette fracture ; le lieu où se passaient ces mouvements se lit facilement sur la figure 4 dans l'espace vide central.

II. — Prétendues synoviales dans les pseudarthroses.

Avant d'aller plus loin, il est utile de revenir sur un point des
deux dernières observations de vingt-cinq jours, sur les cavités au

niveau desquelles se passent les mouvements, cavités ou espaces remplis en partie par du tissu conjonctif lâche. Ces cavités et le tissu conjonctif représentent, à un degré peu marqué, les membranes d'aspect plus ou moins séreux que quelques auteurs ont cru être de véritables synoviales, et dont on a signalé l'existence dans le groupe des pseudarthroses désignées par Cruveilhier sous le nom d'arthrodies mobiles, et que les chirurgiens ont appelées pseudarthroses flottantes.

En pareil cas, dit Cruveilhier, les fragments semblent lubrifiés par de la synovie, mais il ne décrit pas de synoviale véritable. Plusieurs auteurs ont vu aussi, en pareil cas, un liquide ressemblant à de la synovie, mais personne n'a jamais vu en réalité de synoviale. Béranger-Féraud a essayé de démontrer l'existence de synoviales dans les pseudarthroses flottantes. Il a rappelé en particulier un cas de pseudarthrose du fémur dû à Kuhnotz, dans laquelle le fragment supérieur était creusé d'une dépression ou cavité; la fausse articulation contenait un liquide analogue à du blanc d'œuf, mais Kuhnotz lui-même, dans son observation, ne parle pas de synoviale. Comme autre preuve clinique à l'appui de sa manière de voir, Béranger-Féraud raconte un fait de Letenneur (de Nantes) de pseudarthrose de l'humérus dans laquelle il y avait une synoviale évidente. Mais il s'agit dans ce cas particulier d'une simple communication orale de Letenneur à Béranger-Féraud. Cet auteur appelle aussi à son aide des faits expérimentaux dus en particulier à Villermé et Breschet. Malheureusement, dans tous ces cas, on n'a eu sous les yeux que des faits contestables au point de vue anatomique.

En réalité, aucun examen histologique des prétendues synoviales n'a été fait en ce qui concerne les observations anciennes, et pour les observations contemporaines, les examens histologiques, les seuls qui aient été faits par Rigal et W. Vignal, de *pseudarthroses temporaires* avec capsules fibreuses et apparence de synoviales, ces examens, disons-nous, ont été négatifs. En effet, si ces auteurs ont trouvé un liquide analogue à la synovie, ce liquide était en si minime abondance qu'il n'a pu être examiné. De plus, et ce fait est capital, les essais d'imprégnation au nitrate d'argent n'ont donné aucun résultat. Donc pas d'endothélium, pas de synoviale véritable.

Il peut se produire, au niveau des surfaces des fragments, un fibro-cartilage de nouvelle formation, comme l'a bien vu Ziegler[1] dans la fracture intra-capsulaire du col du fémur et une capsule fibreuse plus ou moins complète autour des fragments, mais

---

1. E. Ziegler, *Lehrbuch der speciellen pathologischen Anat.*, 10ᵉ édit., Iena, 1902.

pas de synoviale véritable. Au résumé, tous les faits bien étudiés concourent au même résultat, à savoir que, dans les pseudarthroses, il n'y a pas de synoviales véritables. Du moins leur existence n'est nullement démontrée.

III. — FRACTURES CONSOLIDÉES APRÈS MOBILISATION DES FRAGMENTS.

L'examen des fractures consolidées après mobilisation va nous montrer la série des phénomènes qui suivent ceux que nous venons d'exposer. Une fracture de l'humérus de vingt-sept jours, consolidée depuis sept ou huit jours, fracture avec chevauchement très marqué des fragments, se présente avec un cal volumineux dans lequel les extrémités osseuses sont réunies entre elles par un tissu osseux aréolaire de nouvelle formation. Le cartilage est devenu très peu abondant, et se trouve réduit à un petit point sous le périoste. Ce qu'il y a d'intéressant dans ce fait, c'est l'existence d'une bande fibro-musculaire qui, partant du périoste, va se fixer sur l'un des fragments et se trouve enfermée dans le cal. Nous reviendrons sur ce point dans le chapitre suivant, en étudiant le rôle des muscles dans l'évolution du cal et dans la production des pseudarthroses.

Sur deux *fractures de côtes de trente et un jours*, consolidées depuis deux ou trois jours, nous constatons un état à peu près complet du cal. Sur l'une d'elles (fig. 5), nous voyons que le foyer de la fracture est occupé par du tissu osseux unissant les deux bouquets d'os nouveau partis du périoste et de l'extrémité des deux fragments. A la périphérie de la fracture, l'ossification sous-périostique est très avancée, tandis qu'au centre du foyer il existe encore un tissu fibro-cartilagineux *c*. Au bord de ce tissu, les travées osseuses de nouvelle formation contiennent des capsules cartilagineuses avec des cellules incluses. Il y a donc là une ossification irrégulière, très différente de la rivulation que nous avions parfois observée dans l'ossification par le cartilage central des fractures ordinaires.

Le cartilage *c* reste encore assez abondant, non seulement sous le périoste, mais dans les parties latérales du foyer de la fracture. On voit, en *d*, la portion persistante du diaphragme fibreux intra-fragmentaire, que nous avons étudié plus haut en détail (fig. 1 et 2).

Sur la seconde côte de 31 jours, où les fragments faisaient un angle obtus, le cartilage sous-périostique, encore assez épais, s'enfonce en s'amincissant jusque vers le centre de la fracture où il rejoint un tissu conjonctif vascularisé avec des capillaires très

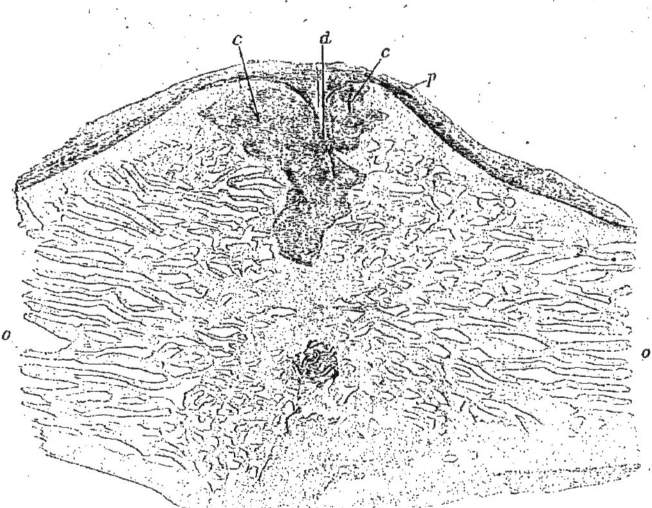

Fig. 5. — Fracture de côte mobilisée après trente et un jours. Consolidation osseuse complète : — *p*, périoste ; *c*, cartilage ; *o, o*, os coiffant l'extrémité des fragments et complet dans le foyer de la fracture ; *d*, tissu fibreux périostique. Grossissement de 10 diamètres.

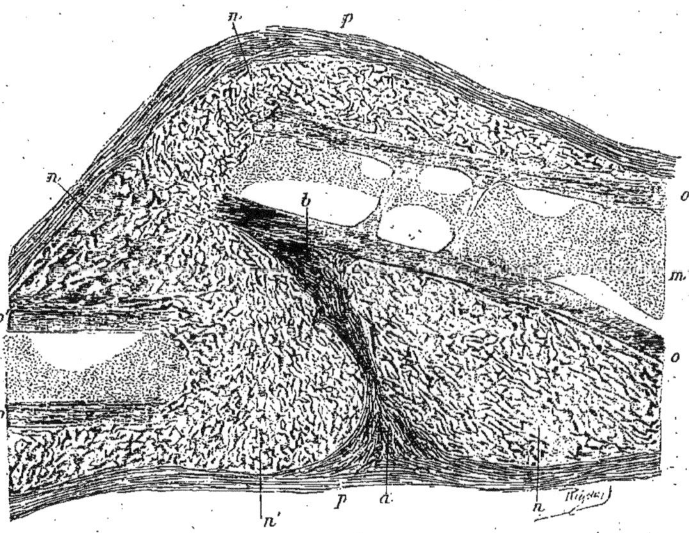

Fig. 6. — Fracture mobilisée de l'humérus, après trente-cinq jours, présentant une cloison fibreuse reliant le périoste à l'un des fragments : — *o, o*, l'un des fragments relié au périoste *p*, par la cloison fibreuse *a b*, qui est interposée entre l'os nouveau sous-périostique *n*, et l'os nouveau *n'* coiffant l'extrémité osseuse *o' o'* ; *n, n*, os nouveau sous-périostique comblant l'espace situé entre les fragments ; *m*, moelle. Grossissement de 10 diamètres.

dilatés remplis de sang, tissu conjonctif renfermant aussi quelques petites esquilles microscopiques.

Une fracture de l'humérus de *trente-cinq jours* nous montre un cal énorme, ayant sept ou huit fois le volume de l'os lui-même (fig. 6). Les deux fragments sont très écartés l'un de l'autre. On trouve néanmoins entre eux du tissu osseux de nouvelle formation assez épais n, n'. Comme nous l'avions vu déjà dans d'autres cas, il existe une bande fibreuse a,b qui, partant du périoste, va se fixer près de l'extrémité de l'un des fragments. Le cartilage est réduit à un petit noyau sous-périostique, qui est un type de fibro-cartilage.

IV. — RÔLE DES MUSCLES INCLUS DANS LE CAL.
MUSCLES INTERPOSÉS DANS LES PSEUDARTHROSES.

Les résultats de nos expériences précédentes ont montré l'impossibilité de provoquer chez les animaux des pseudarthroses en mobilisant les fragments journellement et avec le soin le plus rigoureux. Nous n'aurions attribué à ces résultats qu'une minime valeur, en raison de leur nombre restreint, si ces résultats n'avaient été précédés par d'autres résultats similaires dus à V. Ollier et surtout à Rigal et W. Vignal.

Mais si la mobilité des fragments, invoquée comme cause de pseudarthrose, est bien plutôt un résultat qu'une cause proprement dite, un fait paraît bien établi, c'est *l'interposition musculaire*, comme étant l'origine fréquente des pseudarthroses.

Les faits sur lesquels repose cette donnée sont surtout *d'ordre clinique* et dus à la constatation directe, à l'œil nu, de portions de muscles interposés aux fragments, soit dans les autopsies, soit au cours d'opérations pratiquées pour ces pseudarthroses.

Béranger-Féraud[1] a recueilli un certain nombre de faits anciens : *a*) un cas d'Earle, cité par S. Cooper, dans lequel le biceps brachial était embroché par le fragment inférieur pointu d'une fracture de l'humérus; *b*) un cas complexe de Bonnet, relatif à une pseudarthrose du fémur, où l'interposition musculaire coïncidait avec un grand écartement des fragments; *c*) deux autres cas, de Stanley, de Teissier, où l'on trouva de gros faisceaux musculaires interposés aux fragments dans des fractures du fémur.

Des faits moins anciens et d'autres récents ont été rassemblés par Roy (thèse de Paris, 1903). Ils établissent, comme les précédents, la réalité des interpositions musculaires, trouvées au cours d'opérations

---

1. *Traité des fractures non consolidées ou pseudarthroses*, Paris, 1874.

pour pseudarthroses. C'est ainsi qu'Ollier, sur 10 opérations, a constaté sept fois l'interposition musculaire. Bruns partage l'avis d'Ollier sur la fréquence des interpositions musculaires, et Tillaux a rappelé l'attention sur ce point au Congrès de chirurgie de 1888, à propos d'une pseudarthrose du fémur, en préconisant la large libération des fragments, sans suture des fragments réséqués.

Cette doctrine de l'interposition musculaire, comme cause très fréquente de la pseudarthrose a été soutenue plus récemment par Meyer[1], qui, dans un important mémoire, dit avoir vu, dans 12 opérations pour pseudarthroses, l'interposition musculaire évidente dans sept cas. Tous ces faits pris parmi la masse des documents qui existent à ce sujet, nous semblent assez précis pour pouvoir être opposés à l'opinion de Gurlt, d'après lequel l'interposition musculaire ne constituerait qu'un obstacle passager à la consolidation des fractures.

L'*expérimentation* éclaire-t-elle cette question? Nous ne le croyons pas, jusqu'ici du moins. En effet, ces expériences sont peu nombreuses et contradictoires. Cruveilhier dit que les muscles altérés, contusionnés autour du cal, contribuent par leurs réactions cellulaires à la formation du cal. Au contraire, lorsque de gros faisceaux sains sont interposés entre les fragments, ils deviennent une cause fréquente de pseudarthrose. Cruveilhier ne dit malheureusement pas si cette opinion est basée sur les faits cliniques ou sur l'expérimentation.

MM. Areilza et Arregui (de Bilbao) ont communiqué au Congrès de Madrid de 1903 un mémoire dans lequel ils disent avoir inutilement essayé de provoquer des pseudarthroses par interposition musculaire sur des chiens, au niveau du fémur et des côtes. Les animaux mis en liberté aussitôt après les opérations, les auteurs ont toujours vu la consolidation osseuse se faire, les fibres musculaires interposées par l'opération se résorbant. Les mêmes auteurs vont plus loin. Ils estiment que les opérations basées sur le principe de l'interposition musculaire, agent de mobilité, sont condamnées à échouer. Cette opinion, il est vrai, n'a pour fondement qu'une seule observation clinique, dans laquelle ces auteurs ont vu une section simple du maxillaire inférieur suivie d'interposition des muscles du plancher buccal, opération pratiquée pour une constriction des mâchoires, échouer complètement. Cette tentative ne nous semble pas suffisante pour juger la méthode. D'ailleurs, le fait intéressant dû à Nélaton, qui a utilisé avec succès

---

1. *Beit. zur klin. Chir.*, XVI, 1896.

cette méthode d'interposition musculaire à la hanche, est, sans en chercher d'autres, en contradiction avec l'opinion des chirurgiens espagnols.

Nous ignorons comment MM. Areilza et Arregui ont procédé dans leurs expériences, s'ils ont réuni toutes les conditions de la persistance de l'interposition musculaire à la suite de leurs opérations, c'est-à-dire l'immobilisation des membres. Cette remarque n'est pas une critique *a priori*; elle est inspirée par les quelques essais que nous avons faits nous-mêmes dans la même voie, et nous avons vu nettement qu'à la jambe, par exemple, les mouvements de défense que font les animaux, mouvements de flexion énergique, ont pour résultat de sectionner les fibres musculaires par l'intermédiaire des fils de suture. Il est donc vraisemblable que l'interposition n'existe plus; c'est du moins ce que nous avons vu dans une fracture ouverte non consolidée au bout de trente et un jours, dont nous donnons plus loin la relation.

Le fait anatomique invoqué par les auteurs espagnols, à savoir que les fibres musculaires placées entre les fragments se résorbent, est inexact. Tout au contraire, nous avons vu les faisceaux musculaires inclus dans des cas déjà anciens, dont l'un datait de trois mois, à peine dégénérés. Nous en avons rencontré aussi d'altérés, mais parfaitement reconnaissables, dans un cas de pseudarthrose de l'avant-bras dont l'examen nous avait été confié par le Professeur Le Dentu.

Le *rôle des muscles dans les fractures* et dans les pseudarthroses est double et pour ainsi dire paradoxal.

Les *muscles interposés* entre les fragments retardent en effet ou empêchent complètement la consolidation dans le foyer de la fracture, tandis que ceux qui se trouvent à une certaine distance de ce foyer, entrent dans la constitution du cal périphérique et contribuent eux-mêmes à l'ossification.

Les muscles ne peuvent être interposés qu'à la suite d'une large déchirure du périoste, de la saillie d'un ou des deux fragments entre les muscles voisins. Pour qu'un muscle soit perforé par une extrémité pointue d'un fragment qui s'y embroche, il faut que le traumatisme soit considérable. Nous avons vu dans une de nos fractures expérimentales un mode particulier d'interposition musculaire que nous avons dessiné dans la figure 33 de notre mémoire sur les fractures épiphysaires.[1] Au niveau d'une fracture diaphysaire du radius siégeant à deux millimètres au-dessus du cartilage,

1. V. Cornil et P. Coudray, *Archives de méd. expérim. et d'anal. pathol.*, mai 1904.

le périoste, largement déchiré, avait pénétré entre les deux fragments, en entraînant avec lui les attaches des muscles voisins (fig. 7).
Des faisceaux musculaires *m* (fig. 7) dissociés par le traumatisme, se
trouvaient ainsi au contact des travées osseuses brisées. Ces faisceaux bordaient les extrémités des travées osseuses en se courbant
sur elles; ils pénétraient dans les espaces médullaires ouverts, et
l'on comprend qu'en pareil cas il ne pouvait y avoir de réparation.

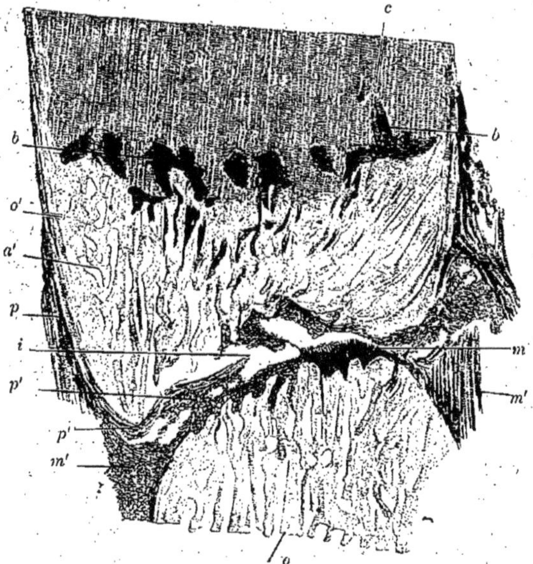

Fig. 7. — Fracture de la diaphyse du radius, siégeant à 2 millimètres du cartilage, au bout de douze jours (grossissement de 12 diamètres) : — *i*, interstice de la fracture qui était comblé par du sang et des muscles en *m*; *o*, fragment supérieur, *o'* fragment inférieur; *c*, cartilage sérié; *b*, *b*, bourgeons médullaires vasculaires pénétrant dans le cartilage; *p*, périoste; *p'*, périoste ayant pénétré avec les muscles entre les deux fragments; *m'*, *m'*, muscles à la surface de l'os.

Les muscles introduits ainsi, à la faveur d'une déchirure périostique, entre les fragments osseux pr,amtue dns'yfgs eltoeen plus,
car ils ne peuvent y puiser les matériaux de leur nutrition, et les
cellules du sarcolemme se mortifient en même temps que les faisceaux fragmentés. Mais la résistance des faisceaux musculaires à la
destruction est très grande. Ils présentent encore au bout de plusieurs mois leur forme de blocs, leur diamètre transversal, leur
striation longitudinale, et souvent leur striation transversale. Nous
avons vu ce fait dans un cal de la diaphyse du radius datant de

trois mois (*Journal de l'anatomie*, etc., mars-avril 1904, p. 173).
Dans les muscles des fœtus macérés et dans les lithopédions calcifiés
depuis des années dans le ventre, les faisceaux musculaires sont
parfaitement reconnaissables. Il en est de même dans les pseudarthroses par interposition musculaire. Ainsi, dans l'observation que
M. le professeur Le Dentu a bien voulu nous communiquer, où il
s'agissait d'une fracture non réparée des deux os de l'avant-bras
datant de trois mois, nous avons reconnu à l'examen microscopique
des faisceaux musculaires à l'extrémité libre de deux des fragments.
Cependant, à l'œil nu, on ne pouvait se douter qu'il y eût là des
muscles parce que, précisément, ils étaient trop dissociés, et avaient
perdu tous les caractères qu'ils présentent à la simple vue.

Ces faisceaux musculaires dissociés, cassés, mortifiés, broyés
comme dans une bouillie, soumis à l'agitation que leur commu-
niquent les fragments mobiles de la fracture, se décomposent sans
doute en leurs principes chimiques qui nous ont semblé jouer un
rôle important dans les lésions observées à l'extrémité des fragments.

Cette observation, à cause de la rareté du cas, doit être relatée
avec détails.

Observation de M. Le Dentu. — Il s'agissait d'un homme d'une
quarantaine d'années, d'une bonne santé, sans aucune tare apparente, atteint d'une pseudarthrose des deux os de l'avant-bras. La
fracture remontait à trois mois; il y avait une assez grande mobilité,
et la palpation, comme la radiographie, accusaient un chevauchement marqué des fragments. M. le professeur Le Dentu libéra des
adhérences d'aspect fibreux interposées aux fragments, réséqua les
extrémités des quatre fragments et maintint par des sutures les
extrémités osseuses mises au contact. Les quatre fragments furent
confiés à M. Cornil pour l'examen. L'un des fragments, qui paraissait répondre au fragment inférieur du radius, était légèrement
pointu; les autres étaient à peu près mousses et épais. Tous ces
fragments étaient recouverts, sauf au niveau de la section opéra-
toire, par une enveloppe fibro-cellulaire, contenant pour deux
d'entre eux des faisceaux musculaires striés. Après une décalcification préalable dans l'acide picrique additionné d'acide azotique à
5 p. 100, puis montage dans la celloïdine, ces fragments ont été étudiés sur des coupes longitudinales comprenant toute leur étendue.
Ces fragments nous ont donné des résultats un peu différents.

1° *Extrémité pointue du radius.* — Le type anatomique de cet os se
rapproche beaucoup de ce que l'un de nous a décrit dans un cas de
Morestin, dans un moignon d'amputation (Cornil et Morestin,
Société anatomique, décembre 1903), et dans un autre cas de Chaput,

chez de jeunes sujets. Il s'agissait, en effet, d'un amincissement
progressif de l'extrémité de l'os par ostéite raréfiante.

L'extrémité de ce fragment aminci était irrégulièrement déchi-
quetée (fig. 8) et présentait dans le point le plus saillant deux
lacunes de Howship contenant chacune une cellule géante et des
cellules de tissu conjonctif volumineuses, anastomosées en réseau.
En dehors de ces cellules géantes, l'os était coiffé par du tissu
conjonctif à fibrilles parallèles à la surface de l'extrémité osseuse.

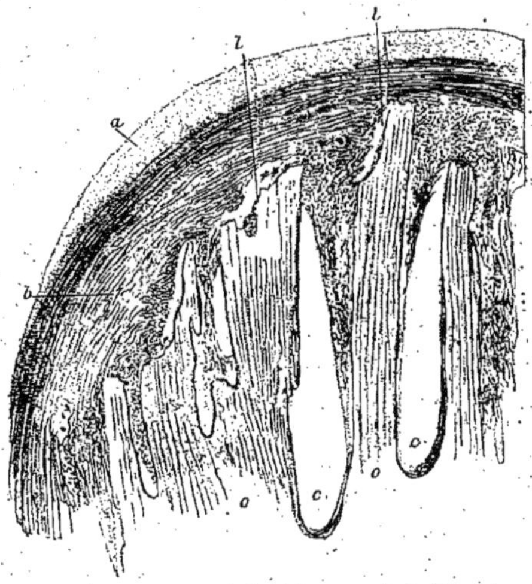

Fig. 8. — a, Tissu conjonctif recouvrant l'extrémité osseuse amincie d'un fragment; b, tissu conjonctif serré à fibres concentriques; o, o, lamelles osseuses terminées à leur extrémité par des
encoches l, l, où l'on trouve parfois des cellules géantes; c, cavité médullaire. Grossissement
de 10 diamètres.

Ce tissu conjonctif dense, fibrillaire, contenait peu de cellules conjonctives.

Cette enveloppe fibreuse pseudo-périostique recouvrait la surface
osseuse dans toute la périphérie du moignon, sauf au niveau de la
surface de section dont les lamelles étaient régulièrement section-
nées. Entre ce pseudo-périoste et la surface de l'os, on trouvait un
tissu conjonctif lâche présentant de nombreuses cellules conjonctives, qui pénétrait dans des cavités irrégulières, creusées dans la
partie superficielle de l'os. Ces cavités médullaires, agrandies et
irrégulières, montraient souvent au contact de l'os ancien des cellules géantes plus ou moins volumineuses, contenant de 5 à 20

noyaux isolés. Les travées osseuses de l'os ancien étaient irrégulièrement découpées dans les lacunes de Howship logeant les cellules
géantes; les lamelles parallèles des canaux de Havers antérieure-
ment existantes étaient brusquement coupées et interrompues.
Dans beaucoup de ces espaces médullaires de la partie centrale du
moignon on notait un semblable agrandissement par ostéite raréfiante, avec des cellules géantes ou des ostéoblastes en bordure.

2° Deux des fragments examinés sur les coupes avaient une
extrémité mousse, en tout cas moins pointue que les précédents,
coiffée aussi de tissu cellulaire.

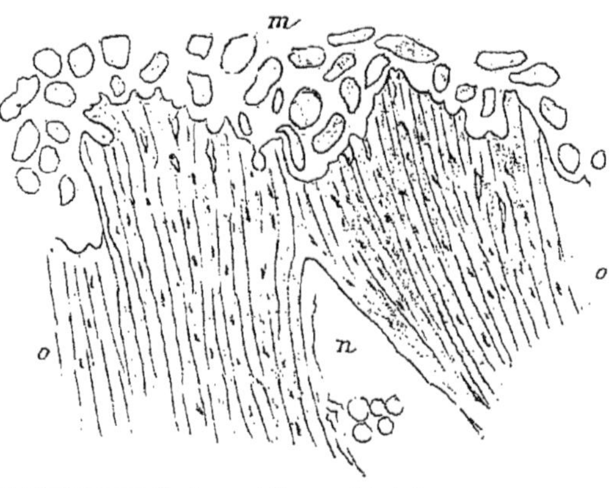

Fig. 9. — Extrémité osseuse d'un fragment d'os au point où elle est couverte de faisceaux musculaires. — m, faisceaux musculaires; o, o, lamelles osseuses qui sont déchiquetées à leur
extrémité en contact avec les faisceaux musculaires. Grossissement de 100 diamètres.

Sur les coupes, cette extrémité montrait, à un faible grossissement, une quantité de petites découpures, plus régulières et moins
grandes que les lacunes de Howship; les lames osseuses étaient
ainsi interrompues, à leur extrémité libre, par une quantité de
petites crénelures arrondies et à bords saillants qui se continuaient
dans les espaces médullaires voisins (fig. 9). Ces pertes de substance sont en rapport avec des faisceaux musculaires striés *m* que
la section du rasoir a coupés en travers (fig. 10) ou obliquement, ou
en long. Ces faisceaux musculaires sont isolés les uns des autres
ou en amas; leurs stries longitudinales sont très évidentes; parfois
même on peut voir, sur quelques-unes d'entre elles, des stries transversales. Ils sont mis en évidence par leur mode de coloration qui
conserve souvent la couleur jaune de l'acide picrique sans se

teinter en rouge par le van Gieson. Leur diamètre aussi les fait reconnaître, ainsi que les incisures de ceux qui sont coupés en travers et montrent les champs de Cohnheim (fig. 11).

Dans les dépressions ou crénelures de l'os qui sont en rapport avec ces fibres musculaires, il n'y a ni cellules géantes, ni éléments médullaires vivants. De plus, les lamelles osseuses, coupées au niveau de ces pertes de substance de l'os, présentent des cavités osseuses élargies, claires, ne possédant pas de noyaux colorables. Il existe donc à ce niveau une véritable nécrose osseuse sans réaction inflammatoire du tissu conjonctif médullaire (voyez c, fig. 12).

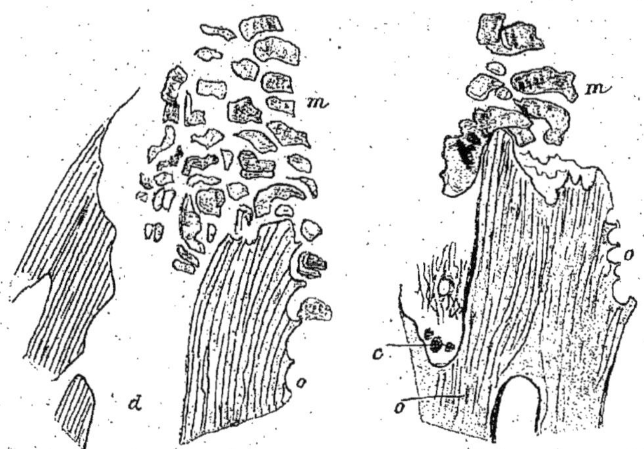

Fig. 10. — Muscles fragmentés à la pointe d'une lamelle osseuse et dans un espace médullaire. — m, muscles; o, os; d, espace médullaire (50 diamètres).

Fig. 11. — Muscles au niveau d'une extrémité de lamelles osseuses dans le foyer de la fracture; — m, muscles; o, o, os crénelé; c, cellules médullaires. (Gross. de 50 diamètres).

Nous insistons sur ce fait que les lacunes, dues à une dissolution et à une mortification de la substance osseuse au contact des faisceaux musculaires, ne sont pas causées par une inflammation; les faisceaux musculaires eux-mêmes ne présentent pas de multiplication de leurs cellules sarcolemmiques. -

La mortification osseuse et les crénelures ne sont donc pas dues à un processus vital réactionnel, mais selon toute vraisemblance à une dissolution des substances calcaires par un agent chimique. En cette occurrence, quel acide dissolvant pourrait-on incriminer?

On sait que la substance musculaire contient de l'acide phosphocarnique qui donne par décomposition, outre l'acide phosphorique, de l'acide lactique et carbonique et de la glycose, celle-ci donnant aussi de l'acide lactique.

Il est donc probable que cette action dissolvante est due à l'acide lactique. Elle ne se limite pas aux lames osseuses en contact avec les faisceaux musculaires, car ces lames osseuses montrent, au voisinage de la perte de substance, des cavités osseuses agrandies dont les cellules et noyaux sont absents ou ne se colorent pas par les colorants habituels du noyau. Ces cellules sont par conséquent détruites ou en partie mortifiées.

Les faisceaux musculaires ont généralement leur diamètre trans-

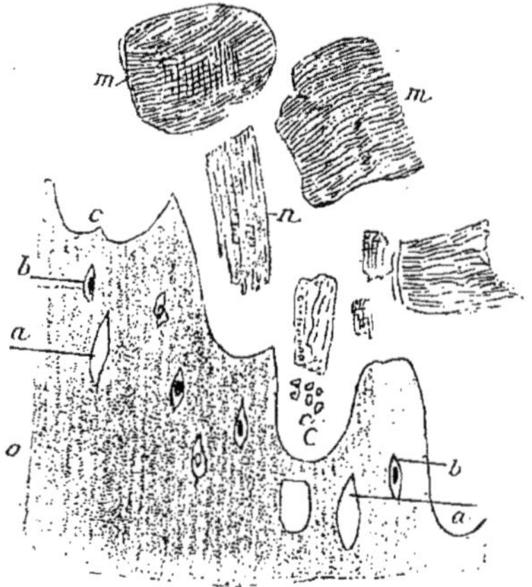

Fig. 12. — Un point de la figure précédente dessiné à un grossissement de 300 diamètres : — o, lame osseuse dont certaines cavités osseuses a, a, sont vides et agrandies tandis que d'autres b, contiennent des cellules et des noyaux ; m, faisceau musculaire strié en long et en travers ou seulement en long ; n, faisceau musculaire ramolli et désintégré en partie. Dans l'encoche c, on voit des débris plus petits de faisceaux musculaires.

versal normal ; ils forment des blocs parce que ces faisceaux sont coupés transversalement ou obliquement ; ils n'ont plus autour d'eux de cellules sarcolemmiques ni de vaisseaux visibles ; quelques-uns sont vitreux ou avec de larges stries transversales (fig. 12). Ils sont donc en mortification ou en voie de mortification. Mais les faisceaux musculaires qui siègent au contact de l'os, dans les encoches superficielles, sont en désintégration complète, sous la forme de sarcous elements isolés, ou de fragments de faisceaux, où l'on reconnaît encore les stries longitudinales et des granules hyalins à contour foncé qui paraissent être aussi des sarcous elements altérés (voyez m, n, fig. 12).

Sur certaines extrémités de lamelles osseuses, dans le point où elles sont détruites, on trouve des faisceaux musculaires qui les entourent en se couchant et s'infléchissant le long de leur sommet (fig. 11).

3° Les deux autres fragments montraient, l'un un recouvrement par du tissu fibreux comme le fragment n° 1, l'autre des fibres musculaires comme dans le n° 2.

En somme, dans cette très intéressante observation de pseudarthrose où quatre fragments, deux appartenant au cubitus, deux au radius étaient dans le foyer d'une fracture de l'avant-bras sans aucun indice de réparation ni de cal, les fragments de l'un de ces os étaient couverts de tissu fibreux et présentaient de l'ostéite raréfiante chronique; les deux autres montraient à leur extrémité des faisceaux musculaires interposés. La présence de ces faisceaux musculaires désintégrés et en mortification avait déterminé dans l'os contigu des phénomènes de nécrose, des encoches sans processus inflammatoire, phénomènes qui nous paraissent devoir être rapportés simplement à une action chimique, à une décalcification de l'os par des acides contenus dans la substance musculaire, l'acide lactique par exemple.

Les *muscles extérieurs au périoste conservé* ou très peu déchiré interviennent dans la constitution du cal périphérique. Ils sont en effet, dès le second ou le troisième jour de la fracture, le siège d'une inflammation avec formation nouvelle de cellules dans leur tissu conjonctif, de multiplication des cellules du myolemme, etc., tous phénomènes que nous avons décrits à propos des fractures simples[1]. Il en résulte qu'autour du périoste ils forment un cal semi-transparent et assez épais pendant les quinze premiers jours qui suivent le traumatisme. Mais si le périoste a été déchiré au point que des faisceaux musculaires en plus ou moins grand nombre se trouvent entre le périoste et l'os à une certaine distance des fragments, ces faisceaux sont englobés dans le tissu cellulaire inflammatoire né entre le périoste et l'os. Lorsque, du 5ᵉ au 12ᵉ jour, le tissu inflammatoire sous-périostique se transforme en tissu cartilagineux, ces faisceaux musculaires se trouvent au milieu de ce tissu. Ils sont contenus dans de petites loges cartilagineuses dont la paroi interne présente des cellules de tissu conjonctif.

Les faisceaux musculaires ainsi emprisonnés sont striés en long, souvent aussi en travers. Ils ont conservé leur diamètre normal ou

---

1. *Journal de l'anatomie et de la physiologie*, mars-avril 1904; p. 151 (fig. 33).

sont un peu atrophiés. Nous avons observé plusieurs fois cet état dont nous avons donné un dessin (voyez fig. 13).

Les faisceaux musculaires (*m*, fig. 13) ainsi englobés dans le cal périphérique à l'os, compris dans le tissu nouveau sous-périostique cellulaire ou cartilagineux, continuent à vivre et à faire partie du cal au moment de la formation de l'os nouveau et ils concourent eux-mêmes à l'ossification. Nous avons observé ce fait deux fois : 1° dans une fracture consolidée après mobilisation; 2° dans une pseudarthrose du tibia d'un chien autour de l'os nouveau du cal siégeant à la base de l'un des fragments.

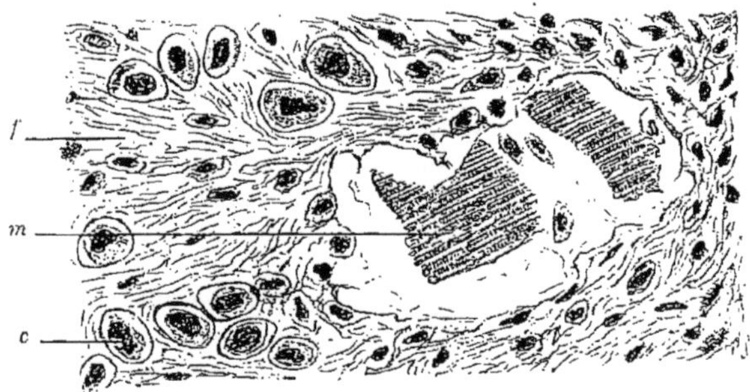

Fig. 13. — Faisceaux musculaires inclus dans l'inflammation sous-périostique d'une fracture diaphysaire incomplète du fémur après quinze jours (grossissement de 350 diamètres) : — *m*, faisceau musculaire strié ; *f*, tissu conjonctif contenant des cellules cartilagineuses, *c*, et des ostéoblastes d'origine périostique.

1° *Ossification aux dépens des fibres musculaires.* — Cette observation est relative à une fracture de l'humérus datant de vingt-sept jours, consolidée après mobilisation des fragments.

Lapin 27. — Il s'agit de l'humérus provenant du lapin sur lequel nous avons précédemment étudié les côtes au bout de vingt-cinq jours. Dans cet humérus où la fracture siégeait un peu au-dessous de la partie moyenne, le cal était très volumineux et les mouvements avaient disparu depuis neuf jours.

Les fragments ne sont pas en contact; ils chevauchent fortement, mais ils sont entourés à leur extrémité et réunis entre eux par un tissu osseux aréolaire de nouvelle formation. Il y a sous le périoste un petit point cartilagineux. Du périoste part un tissu fibro-musculaire en cône, qui va s'insérer sur l'os nouveau de l'un des fragments. Ce tissu fibro-musculaire forme une bande d'une certaine épaisseur dans laquelle on peut suivre toutes les modifications des faisceaux musculaires jusqu'à leur ossification. Dans sa partie la plus externe cette bande présente des faisceaux musculaires striés, parallèles les uns aux autres et séparés par un tissu conjonctif contenant de petites cellules conjonctives (fig. 14). Il n'y a pas d'éléments cartilagineux dans cette bande fibreuse. Les fibres musculaires *a*, *b*, *b'*, bien caractérisées par leur striation longitudinale et transversale, sont colorées en jaune par la double coloration avec l'hématoxyline et le liquide de van Gieson ; elles perdent en certains points leur striation transversale, s'amincissent tout en conservant leur parallélisme. Elles présentent souvent une multiplication de leurs noyaux sarcolemmiques, ovoïdes et dirigés dans le sens de la longueur des faisceaux. Ces faisceaux minces arrivent à

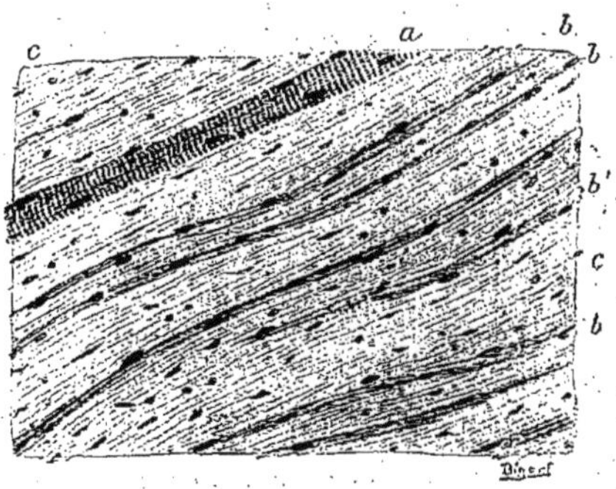

FIG. 14. — Une bride fibro-musculaire incluse dans le foyer d'une fracture mobilisée de l'humérus vingt-sept jours après le traumatisme : — *a*, faisceau musculaire atrophié, mais ayant conservé sa striation transversale ; *b'*, faisceau musculaire mince montrant encore quelques stries transversales ; *b, b, b*, faisceaux musculaires très amincis ne montrant plus que les fibres longitudinales ; *c, c*, tissu conjonctif. Grossissement de 300 diamètres.

la limite du tissu ossifié dans lequel ils pénètrent ; leur couleur devient alors plus violette, car leur tissu s'infiltre de sels calcaires. Il est facile de saisir le mode d'ossification de ce tissu musculaire (voyez fig. 15). Au bord des parties ossifiées, les faisceaux musculaires pénètrent dans l'os nouveau comme le feraient des fibres de Sharpey : ils sont parallèles les uns aux autres dans le tissu ossifié, et les cellules du tissu conjonctif qui les accompagnaient deviennent corpuscules osseux (*a*, fig. 15). Ces corpuscules sont petits comme les cellules conjonctives d'où ils émanent (fig. 15). Lorsque du bord de cette ossification, on examine ce qui se passe plus loin dans la partie ossifiée, on voit, entre les fibres de Sharpey qui ne sont autres que les faisceaux musculaires, des corpuscules osseux petits, dirigés parallèlement aux fibres de Sharpey.

2° *Fracture du tibia non consolidée datant de trente et un jour chez un chien.*

Nous avions tenté chez cet animal une interposition musculaire après section au ciseau du tibia vers sa partie moyenne (voyez observation p. 40 et suiv.). Au quatrième jour, on enlevait les fils de suture. L'animal faisait pendant cette manœuvre des efforts violents de défense et les sutures cutanées et musculaires cédaient. La solution de continuité avec chevauchement de l'os se trouvait ainsi transformée en fracture compliquée de plaie; un certain degré de suppuration et d'infection en résultait. La pièce, dans ces con-

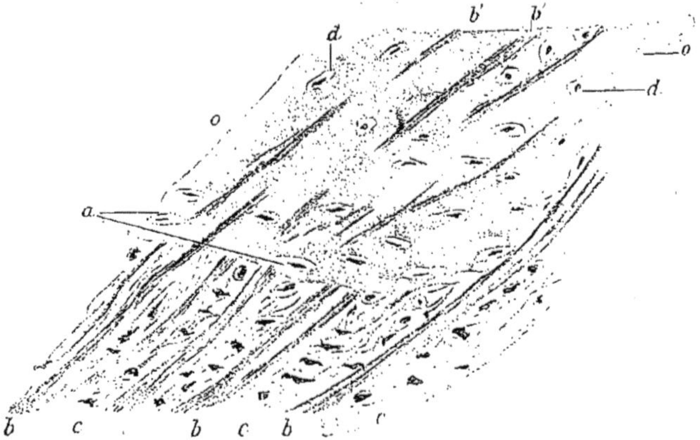

Fig. 15. — La même bride fibro-musculaire en voie d'ossification : — *b, b, b,* faisceaux musculaires très amincis entourés de tissu conjonctif; *c, c, c,* ces faisceaux pénètrent dans l'os nouveau, *o, o* et *y* deviennent fibres de Sharpey; *b′ b′*, les cellules du tissu conjonctif qui les accompagnent deviennent des cellules osseuses comme cela se voit en *a; d, d,* cellules osseuses dans leurs cavités. Grossissement de 300 diamètres.

ditions, montre le mode de réparation des fractures compliquées, et aussi, dans une certaine mesure, le rôle des muscles dans les fractures avec chevauchement.

Les deux fragments, qui sont parallèles, sont entourés d'une capsule fibro-musculaire qui adhère à leur base. La figure 16 montre la disposition de ces fragments, leur extrémité conique, en partie mortifiée, en *a* et en *b*. La pointe de ces fragments est libre, irrégulière, crénelée. En *n*, on remarque un sillon d'élimination entre la partie mortifiée du fragment et la partie vivante. En *d*, on voit un cal osseux périphérique. A l'extrémité libre du fragment *a*, on trouve dans les crénelures de cette extrémité quelques fragments granuleux qui résultent de faisceaux musculaires dégénérés.

Entre les fragments, en *m*, il existe un tissu embryonnaire extrêmement vasculaire.

La figure 17 montre la dilatation énorme des capillaires, gonflés
et remplis de sang *a*, *v*, *v'*, capillaires s'insinuant entres les lamelles
osseuses.

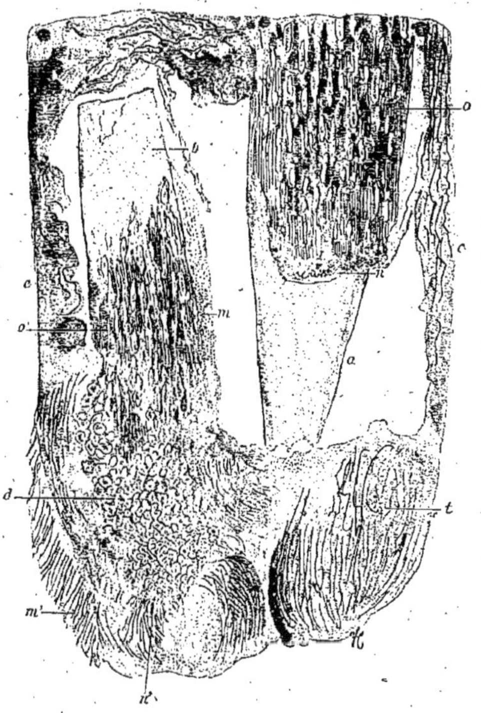

Fig. 16. — Coupe d'ensemble de la fracture non réparée du tibia du chien après trente et un jours :
— *a*, *b*, extrémités mortifiées de deux fragments ; *n*, sillon d'ostéite raréfiante entre l'os vivant
o, et la partie mortifiée ; *a*, *c*, *e*, tissu conjonctif formant l'enveloppe des fragments ; *d*, os
nouveau sous-périostique ; *m'*, muscles ; *n'*, muscles entrant dans l'os nouveau ; *t*, tissu conjonctif ; *m*, tissu embryonnaire et leucocytes. Grossissement de 6 diamètres.

Le sillon d'élimination (*n*, fig. 16) présente une moelle embryonnaire très vascularisée. Si l'animal n'avait pas été sacrifié,
l'extrémité du fragment se serait détachée en forme de séquestre,
après quoi la consolidation aurait pu se faire, étant donné le commencement de cal périphérique siégeant à la base des fragments. On

ne trouve pas de cartilage; probablement il y a eu à un moment donné du cartilage qui s'est transformé en os.

Le tissu musculaire qui entoure ce cal périphérique *d* (fig. 16) pénètre même dans son épaisseur en *n'*. Dans les points où l'on trouve cette pénétration réciproque de l'os nouveau et du tissu musculaire, on voit des fibres musculaires, *m*, *m* (fig. 18), à direction parallèle, entrer dans l'os et s'y continuer d'une façon

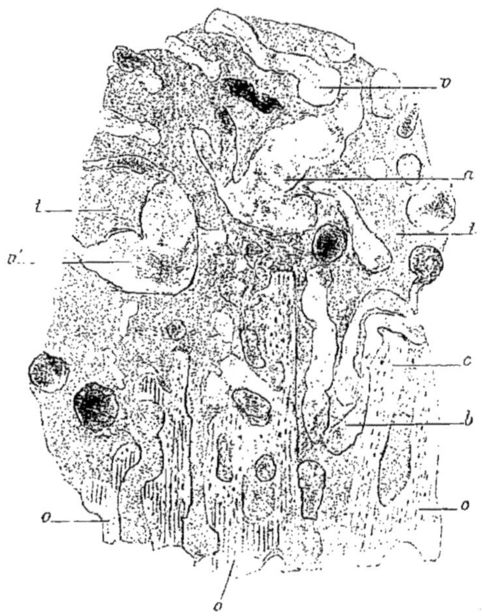

Fig. 17. — Tissu embryonnaire inflammatoire très vascularisé coiffant l'extrémité d'un fragment (grossissement de 20 diamètres) : — *a*, vaisseaux capillaires très dilatés ; *v*, *v'*, vaisseaux capillaires énormes ; *t*, tissu conjonctif riche en leucocytes ; *o*, *o*, os de l'extrémité du fragment ; *b*, vaisseaux et tissu inflammatoire pénétrant dans les espaces médullaires.

évidente. Ces faisceaux ont perdu leur striation transversale, mais leur striation longitudinale reste très nette. Ils sont accompagnés de fibrilles minces de tissu conjonctif. Ces fibres musculaires sont calcifiées elles-mêmes. On peut les comparer aux fibres de Sharpey dérivant du périoste; elles ont, comme ces dernières, un rôle dans l'ossification par le fait des cellules du sarcolemme qui pénètrent dans le tissu calcifié et qui y deviennent des corpuscules osseux.

Les fibres musculaires traversent aussi les espaces médullaires (*g*, *g*, fig. 18). Dans la figure 19 nous voyons plusieurs fibres, plus minces que précédemment, passant d'une paroi osseuse, d'une cavité médullaire à la paroi opposée, et sont comprises dans le

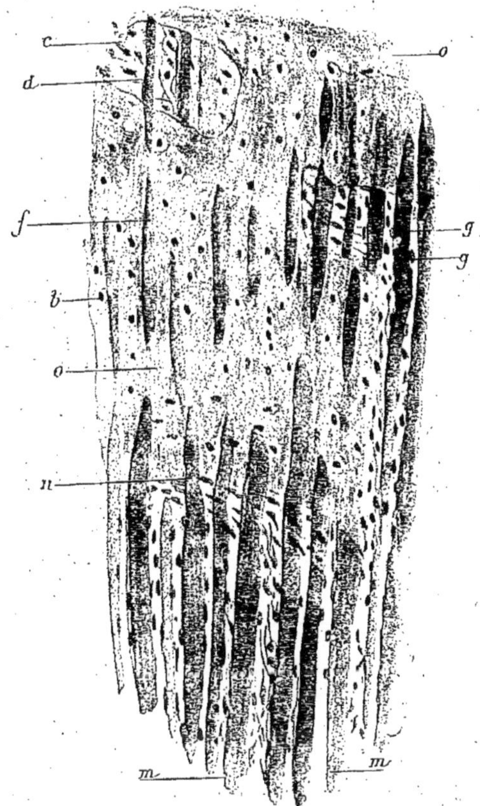

Fig. 18. — Pénétration des faisceaux musculaires dans l'os nouveau (grossissement de 300 diamètres) : — *m*, *m*, dix faisceaux musculaires primitifs entourés de cellules de tissu conjonctif et de cellules du sarcolemme pénétrant en *n*, dans l'os nouveau ; *o*, *f*, faisceaux musculaires compris dans l'os ; *g*, *g*, faisceaux musculaires dans un espace médullaire de l'os nouveau ; *d*, faisceaux musculaires dans un espace médullaire de l'os nouveau (espace coupé transversalement).

nouvel os. Le grand nombre des ostéoblastes *m*, qui tapissent les parois de la cavité médullaire indique l'intensité de l'ossification.

Au résumé, dans cette pseudarthrose expérimentale qui n'eût peut-être été que temporaire, nous voyons que les muscles jouaient un double rôle; détruits à l'une des extrémités fragmentaires, leurs débris s'étaient mêlés au pus et aux éléments nécrotiques des frag-

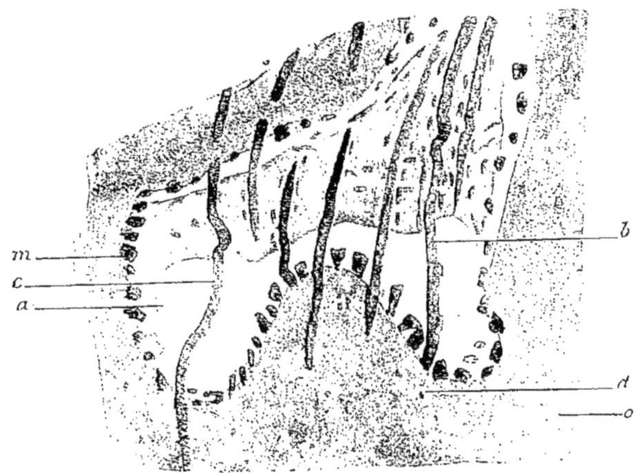

Fig. 19. — Un espace médullaire de l'os nouveau traversé par des faisceaux musculaires (300 diamètres): —o, o, os nouveau avec ses ostéoblastes volumineux; d. m. espace médullaire traversé par des muscles amincis; b, c; m, ostéoblastes qui recouvraient la surface de l'espace médullaire.

ments; à la périphérie, des éléments musculaires peu altérés concouraient à la formation du cal osseux.

V. — CAUSES DES PSEUDARTHROSES.

Il ne peut entrer dans le cadre de ce travail expérimental d'étudier toutes les causes des pseudarthroses; les éléments nous feraient défaut pour cela. Néanmoins nous trouvons dans l'analyse des faits expérimentaux plusieurs données dont voici le résumé :

1° Les pseudarthroses ne sont pas dues à la mobilité seule des fragments.

2° L'interposition *musculaire*, absolument démontrée par la clinique humaine, comme cause réelle et très fréquente de la pseudarthrose, paraît être plus commune encore qu'on ne le suppose. Comme le montre le fait de M. Le Dentu, bon nombre de pseudarthroses, qui paraissent fibreuses, appartiennent sans doute au groupe de l'interposition musculaire. Il convient d'ajouter ici que le chevauchement joue aussi un rôle en pareil cas, l'interposition et le chevauchement étant d'ailleurs liés l'un à l'autre, du moins en ce qui concerne les fractures diaphysaires.

3º *Chevauchement*. — Dans certains cas, le chevauchement des fragments paraît être la seule cause, ou du moins la cause prédominante de la pseudarthrose. Nous citerons à cet égard l'observation suivante que nous devons à l'obligeance de M. Mauclaire.

Cas de Mauclaire. — Il s'agit d'une pseudarthrose du tibia datant de quatre mois. La fracture, fermée, existait chez un homme de trente-neuf ans, sans tare appréciable. Deux appareils plâtrés, successivement appliqués, avec l'aide de l'extension continue, laissèrent un chevauchement appréciable au bout de 43 jours. Le malade, marchant un peu avec des béquilles, fut envoyé à Vincennes. Malgré cela, au bout de quatre mois, mobilité et chevauchement persistaient. M. Mauclaire réséqua 1 cent. 1/2 du fragment inférieur, 2 cent. 1/2 du supérieur, et pratiqua sur le péroné une résection équivalente. Au cours de l'opération on ne rencontra pas de fibres musculaires interposées; le tissu intermédiaire aux fragments était fibreux avec des parties assez dures, peut-être cartilagineuses; en tout cas, leur libération nécessita l'emploi du ciseau.

Examen histologique. — Nous avons examiné quatre séries de coupes, prises sur les extrémités des fragments. L'os ancien était partout reconnaissable par la direction des travées osseuses.

a. Dans l'une de ces séries de coupes, l'extrémité conique de l'os ancien, très pointu, était recouverte à son sommet et le long de ses bords par du tissu fibreux, mais quand on se rapprochait de la base du fragment on tombait sur un tissu ostéo-cartilagineux de nouvelle formation. Les îlots de cartilage nouveau étaient vascularisés, parcourus par des fibrilles de tissu conjonctif et se continuaient directement avec des travées osseuses. Le tissu fibro-cartilagineux vascularisé ne présentait pas de boyaux de rivulation, mais seulement des cellules cartilagineuses et des capsules arrondies avec de gros noyaux. Dans les travées osseuses voisines, on trouvait des capsules et des cellules de cartilage plus ou moins nombreuses au centre des travées. Les espaces médullaires de ce tissu osseux nouveau contenaient un tissu conjonctif très vascularisé avec des vaisseaux capillaires bien formés, limités par un endothélium continu, à noyaux volumineux; ce système vasculaire était soutenu par des fibres et des cellules de tissu conjonctif. Au bord des lamelles il y avait une quantité d'ostéoblastes, le plus souvent en forme d'épithélium.

b. Dans une deuxième série de coupes, nous avons vu l'os ancien entouré de tissu fibreux dense, formé de fibrilles et de travées épaisses, très vascularisées; dans cette série, il n'y avait qu'un tout petit îlot cartilagineux au milieu du tissu fibreux. Ce petit îlot entourait lui-même un îlot de lamelles osseuses de nouvelle formation.

c. Dans une troisième série de coupes, il n'y avait pas du tout de cartilages, ni de tissu osseux nouveau, mais seulement du tissu fibreux.

d) Enfin dans la quatrième série, nous trouvions autour du tissu osseux ancien un tissu osseux nouveau, à lamelles renfermant de gros ostéoblastes, avec des espaces médullaires larges, extrêmement vascularisés et remplis de tissu conjonctif.

A la périphérie de ce tissu osseux, il y avait du tissu cartilagineux et fibro-cartilagineux en masses assez volumineuses. En somme le tissu fibreux recouvre les trois quarts de l'étendue des fragments; le tissu ostéo-cartilagineux nouveau en occupe à peu près un quart et n'existe que sur deux séries de coupes.

4° A côté de ces causes et pouvant se joindre à elles, il faut signaler une *ostéite raréfiante*, comme nous l'avons vu dans le cas de M. le Dentu.

5° Enfin dans un fait tout récent dont la pièce nous a été obligeamment confiée par M. le professeur Tillaux et par M. Marcille, une *raréfaction graisseuse* de l'os paraissait être la *cause* de la *pseudarthrose*, qui datait de quarante jours. En effet, cette pièce était relative à une fracture de l'extrémité inférieure du fémur, chez un jeune homme de trente-quatre ans qui avait été atteint de coxalgie à l'âge de douze ans et avait subi la résection de la hanche à quinze ans. Une première fracture de l'extrémité inférieure du fémur (côté coxalgique) avait eu lieu à vingt-six ans; la quatrième avait conduit le malade à l'hôpital; toutes les quatre s'étaient produites au même niveau. Toute l'extrémité inférieure du fémur était ramollie, graisseuse. Le trait de fracture n'était pas entouré d'un cal volumineux comme à l'état normal; en un mot il n'y avait pas d'ossification visible à l'œil nu autour des fragments, qui étaient cependant presque au contact, réunis à l'œil nu par du tissu fibreux serré; il n'y avait qu'une faible mobilité.

Le fémur avait été fracturé à environ 7 centimètres au-dessus de son plateau articulaire. Les fragments ne chevauchaient pas d'une façon absolue, mais il y avait un certain déplacement des fragments, l'un d'eux, l'inférieur, un peu oblique.

Sur une coupe longitudinale de l'os comprenant les deux frag-

   REVUE DE CHIRURGIE

ments, on constate qu'ils sont au contact par une partie de leur étendue, tandis que le fragment inférieur oblique est libre sur la moitié environ de son extrémité. Dans la portion où ces deux fragments sont en contact, les mouvements entre eux sont à peu près impossibles, et on voit à l'œil nu un interstice assez mince qui est

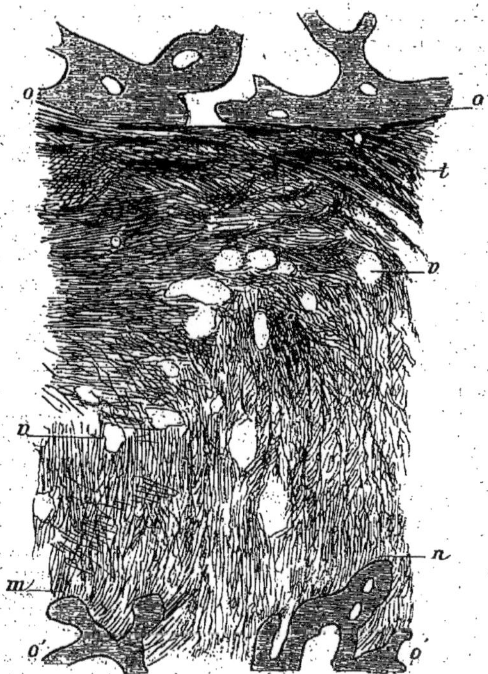

Fig. 20. — Union fibreuse des deux extrémités osseuses dans une pseudarthrose datant de quarante jours : — o, o, extrémité de l'un des fragments; o'o', extrémité de l'autre fragment; t, tissu conjonctif à faisceaux épais; m, n, tissu conjonctif à fibrilles plus minces; v, v, vaisseaux. Grossissement de 10 diamètres.

fibreux, ainsi que l'a montré l'examen histologique. Il n'existe pas de cal périphérique, ni osseux ni cartilagineux, appréciable à l'œil nu. L'extrémité inférieure du fémur au-dessus de la fracture, et la diaphyse tibiale au-dessous de la solution de continuité, sont tout à fait poreux, avec des cavités médullaires volumineuses, pleines de graisse jaune.

Nous avons décalcifié la pièce totale y compris toute la tête du tibia et la fracture.

Au bout de deux jours de séjour dans l'acide picrique additionné de 5 p. 100 d'acide azotique, la tête tibiale et l'os à moelle grasse étaient ramollis déjà comme du carton mouillé. Nous avons ensuite durci dans l'alcool et monté dans la celloïdine.

Les coupes comprenant à la fois les deux fragments et le tissu intermédiaire montrent que ce dernier est uniquement formé de tissu fibreux vascularisé (fig. 20). Les fibres et fibrilles qui composent ce cal fibreux sont à direction variable; les unes, parallèles, formées de fibres épaisses ou trousseaux fibreux *t*, sont transversales et consti-

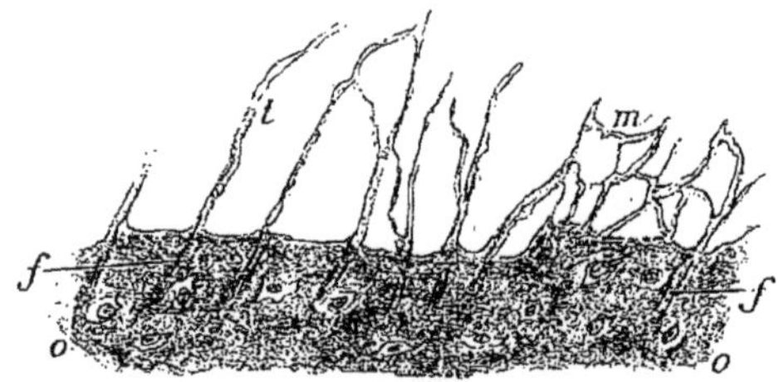

FIG. 21. — Ossification aux dépens du tissu conjonctif à l'extrémité d'un fragment dans une pseudarthrose datant de quarante jours : — *o, o.* os dont les cavités osseuses et les cellules osseuses sont assez grandes; *t*, fibres, et *m*, réticulum fibreux qui se continuent dans l'os comme fibres de Sharpey, *f, f.* Grossissement de 300 diamètres.

tuent un plan intermédiaire aux fragments; d'autres en grand nombre, minces, réticulées, à direction généralement perpendiculaire *n*, s'unissent aux faisceaux horizontaux et s'insèrent sur les fragments. Leur insertion sur l'os, à la surface des extrémités des fragments, se fait par des fibrilles qui pénètrent dans l'os et s'y continuent en servant de fibres de Sharpey (voyez la figure 21). Entre ces fibrilles, dans l'os nouveau où elles pénètrent, on voit des ostéoplastes dans des cavités osseuses parallèles aux fibres conjonctives ou fibres de Sharpey. Cette couche mince d'os nouveau est accolée aux lamelles de l'os ancien.

L'os ancien des fragments est, dans deux côtés de la fracture, spongieux, à espaces médullaires considérables remplis de graisse, et à lamelles minces espacées. C'est un type d'os raréfié.

Tout le tissu intermédiaire est donc fibreux, à fibres plus ou moins épaisses, feutrées dans tous les sens, contenant peu de cellules conjonctives, et ce tissu entre dans la formation, à la surface des fragments, d'un os nouveau par ossification du tissu conjonctif.

Cependant, dans une série de coupes, nous avons trouvé dans des travées d'ossification nouvelle, quelques capsules et cellules cartilagineuses, ce qui indique un processus d'irritation périostique ayant donné naissance à des cellules ostéoblastiques et cartilagineuses, processus avorté et peu abondant.

6° Les *causes générales de pseudarthroses* nous sont mal connues. Comme l'a fait remarquer M. le Professeur Le Dentu, dans une clinique récente faite à l'Hôtel-Dieu, la syphilis est la seule cause bien établie, la syphilis secondaire avec lésions en évolution au moment où la fracture se produit.

7° Enfin *d'autres causes* peuvent intervenir, dans lesquelles des éléments complexes existent le plus souvent. Quelques observations rassemblées par Roy (*Contribution à l'étude des causes et du traitement des pseudarthroses*, Thèse de Paris, 1903) nous en fournissent des exemples.

a. Dans quelques cas, c'est le corps étranger sous *forme d'esquille* qui semble jouer le principal rôle ou du moins un rôle important. Tel est le fait du Professeur Reclus (Thèse de Duret, 1898) dans lequel une fracture de l'extrémité supérieure de l'humérus n'étant pas consolidée au bout de cinquante-quatre jours, on pensa à une interposition musculaire. Reclus trouva une poche kystique avec une esquille dans son intérieur, esquille de plus d'un centimètre, interposée entre les deux fragments. Dans un cas de Delorme, une fracture de l'extrémité supérieure de l'humérus par coup de feu ne s'était pas consolidée. On trouva une esquille intermédiaire aux fragments et du tissu fibreux, sans muscles apparemment; de plus, l'un des fragments était pointu.

b. L'*épanchement sanguin* très abondant peut jouer un rôle. Nous l'avons vu, en même temps que l'interposition musculaire, empêcher complètement la réparation dans une fracture de douze jours chez un lapin. Ce rôle paraît capital dans une observation du professeur Berger, relative encore à une fracture de l'extrémité supérieure de l'humérus non consolidée. On trouva un épanchement sanguin formant poche et suppuré. Après l'ouverture, la consolidation se fit très lentement ou parut se faire, mais la fracture se reproduisit.

Dans ce dernier cas il est difficile de faire la part de l'épanchement et de la suppuration, mais il est vraisemblable de croire que l'épanchement sanguin primitif a été la cause initiale de la non-consolidation.

c. Dans les *fractures ouvertes ou avec suppuration*, le mécanisme de la pseudarthrose est encore plus complexe; on retrouve fréquemment le *chevauchement*. Tantôt il n'y a pas d'interposition musculaire, apparente du moins, comme dans un cas de Mauclaire, où la *suppuration* et un *chevauchement très marqué* expliquaient la pseudarthrose. Tantôt il y a en même temps que ces deux éléments une *interposition musculaire* en plus, ou même encore, en outre de l'interposition musculaire, un *séquestre*, comme dans un cas de fracture de l'extrémité inférieure du fémur avec plaie, — ostéite, etc., — cas communiqué par M. Bérard à la Société de Chirurgie de Lyon en 1902.

Dans les cas de suppuration, la pseudarthrose s'explique facilement. Les fragments sont entourés par le pus, le périoste décollé perd au contact du pus sa fonction ostéogénique, le tissu osseux lui-même des fragments est atteint d'ostéite, d'ostéomyélite; dans ces conditions, et tant que le pus baigné les fragments, il n'y a pas de réparation osseuse. Nous avons pu vérifier ces données sur la pseudarthrose expérimentale du chien. Ces faits sont d'ailleurs surabondamment connus en clinique.

VI. — Observations.

1° Fractures mobilisées.

10 jours. — Lapin 48. Fracture des deux os de l'avant-bras, patte gauche, le *8 octobre*. Grande mobilité et chevauchement du côté du radius. Mobilisation journalière. Les jours suivants, énorme gonflement. Un abcès, évident le 17, nous oblige à sacrifier l'animal le *18 octobre*. On trouve l'abcès en relation avec la fracture du radius dont l'un des fragments, très superficiel, tendait à perforer la peau. La pièce est mise en entier, radius et cubitus, à décalcifier.

Examen histologique. — Le cal est énorme. Au-dessous du périoste, on trouve presque partout du cartilage très vascularisé. A l'œil nu, on pouvait déjà reconnaître des blocs cartilagineux au niveau de la fracture du cubitus. Des travées osseuses nouvelles sont généralement en contact avec ce cartilage; ces travées, épaisses, nombreuses, forment des mailles étroites; elles sont obliques ou perpendiculaires à la surface de l'os.

Au niveau du foyer de la fracture, on voit à l'extrémité des fragments quelques travées osseuses, mais surtout du *cartilage* en quantité considérable. A l'extrémité de l'un des fragments, la moelle est remplie par un bouchon de *tissu cartilagineux fœtal*, dont les cellules petites, très voisines les unes des autres, presque toutes fusiformes, allongées, sont séparées par une mince couche de tissu homogène, hyalin ou fibrillaire, sans capsules colorables. C'est un tissu intermédiaire entre le tissu d'ostéoblastes et le cartilage. Le tissu cartilagineux est formé tantôt de cellules allongées de cartilage embryonnaire, tantôt de cellules plus grosses. Cette masse cartilagineuse, interposée aux fragments, est elle-même interrompue au centre du foyer de la fracture par des cavités contenant du sang et de la fibrine. La bordure de ces cavités est formée de tissu fibreux. Dans un point de l'extrémité osseuse, une partie de cette extrémité est à nu dans le foyer de la fracture.

12 jours. — Des fractures de côtes mobilisées de douze jours nous ont montré des phénomènes très nets. Dans l'une d'elles, il n'y avait pour ainsi dire pas de déplacement, et c'est sur cette pièce que nous avons surtout constaté les faits qui suivent.

Lapin 57. — Jeune; deux mois et demi environ, fracture des deux dernières côtes droites le 30 octobre, mobilisation journalière. L'animal est sacrifié le 11 novembre. La mobilité est encore évidente, mais il n'y a plus de crépitation.

Examen histologique. — Les extrémités osseuses bien en face l'une de l'autre sont coiffées, d'abord par du tissu osseux nouveau, puis par une grande quantité de tissu cartilagineux.

Au centre, entre les deux masses cartilagineuses, et les séparant, existe un tissu fibreux, formé de fibres et de cellules de tissu conjonctif (fig. 1).

Examinée à un faible grossissement, cette bande fibreuse de séparation est extrêmement régulière. Elle a la forme de deux cônes, dont la base part du périoste, et qui se réunissent au centre dans une partie un peu renflée. Nous avons donc à examiner dans ce diaphragme fibreux, intercartilagineux, deux parties : 1° les deux cônes dont la base est sous-périostique et qui se dirigent vers le centre; 2° la partie centrale.

1° *Cônes.* — Au-dessous du périoste existe un tissu fibreux dont les fibres, d'abord parallèles à la direction du périoste, prennent bientôt une direction perpendiculaire à la surface périostale. Ces fibrilles minces enserrent dans leurs mailles des cellules assez volumineuses, à noyau ovoïde. C'est un tissu fibreux avec de grosses cellules de tissu conjonctif. Par places, les mailles sont si régulières qu'elles forment des cercles ayant quelque analogie avec la substance fondamentale du cartilage; mais, comme ces fibres se colorent fortement en rouge par l'hématoxyline et le liquide de van Gieson, il est impossible de les rattacher au cartilage. En effet, dans le cartilage qui est à côté, on voit que la substance cartilagineuse a une teinte violacée et que les cellules sont un peu plus grosses. Le tissu du cône sous-périostique est très vascularisé. Au centre et à l'extrémité du cône, les cellules conjonctives s'allongent, leurs noyaux s'amincissent et deviennent plus longs; les fibrilles sont très nettes également.

2° *Partie centrale.* — La partie centrale du diaphragme fibreux est beaucoup plus large que les extrémités des deux cônes auxquelles elle fait suite (fig. 1). Son tissu conjonctif est très vasculaire, ainsi que celui des parties cartilagineuses voisines. On y voit des fibrilles épaisses de tissu conjonctif longitudinales, comme interrompues, comme cassées par places, se colorant très fortement en rouge par le van Gieson. Ces fibres s'envoient les unes aux autres par places des expansions latérales minces. Entre ces grosses fibres il y a des cellules de tissu conjonctif allongées avec de gros noyaux ovoïdes. Dans ce tissu et dans les interstices qui existent entre les fibres, on trouve quelques globules rouges dissiminés.

Ce tissu est immédiatement en contact avec des capsules et des cellules cartilagineuses bien vivantes. Les vaisseaux du tissu cartilagineux lui-même sont entourés de tissu fibreux dans lequel on trouve aussi quelques globules rouges du sang.

Le tissu cartilagineux périphérique à cette partie centrale montre aussi une autre lésion qui consiste dans l'entrée de fibres conjonctives au milieu de la substance fondamentale du cartilage (fig. 2). Ces fibres, minces, forment comme une sertisssure ou bordure autour des capsules cartilagineuses : elles peuvent entourer un groupe de trois ou quatre capsules et même davantage.

Sur certaines coupes, on voit une fente assez étendue dans le tissu fibreux à sa périphérie, fente se continuant dans une partie du cartilage voisin.

Sur une autre préparation de cette même pièce, la partie centrale de la pseudarthrose présente la section de plusieurs vaisseaux, et, dans le cartilage, immédiatement à son voisinage, plusieurs gros vaisseaux capillaires très dilatés, entourés d'un peu de tissu conjonctif. La paroi de ces capillaires est formée d'une simple couche d'endothélium, et ils sont si larges, qu'au premier abord, on pourrait penser qu'il s'agit de sang épanché, et cependant, dans cette même coupe, il n'y a pas de lacunes pleines de sang dans la partie centrale de la pseudarthrose.

Canal médullaire. — Sur les deux fragments, le canal médullaire présente de la moelle non adipeuse, contenant des myélocytes, une assez grande quantité de globules rouges libres et des myéloplaxes, pour la plupart petits ; il n'y a dans le canal médullaire ni ossification, ni cartilage.

Sur la seconde côte de douze jours, les fragments n'étaient pas en contact ; il y avait entre eux une certaine distance.

La grande cavité médullaire renferme beaucoup de petits myéloplaxes indiquant une inflammation médullaire ; il y a aussi beaucoup de sang épanché dans cette cavité médullaire ; il n'y a pas de graisse. L'un des fragments présente à son extrémité un os nouveau aréolaire très volumineux, tandis que l'autre se termine au milieu d'un tissu fibreux. L'extrémité d'un des fragments, coiffée de son os nouveau et de son cartilage, envoie une expansion conjonctive à une portion de l'autre fragment également fibreuse d'abord, puis cartilagineuse, mais assez loin de l'extrémité ; c'est dans le tissu conjonctif intermédiaire entre deux îlots cartilagineux qu'on voit une partie fibreuse avec des lacunes qui devait être le siège des mouvements.

18 jours. — La pièce relative à une pseudarthrose de l'avant-bras de dix-huit jours est un type très net de réunion par des tissus fibreux.

Les deux fragments sont coiffés par de l'os nouveau dont la périphérie sous-périostique est en contact avec du cartilage. A l'extrémité de chaque fragment, l'os nouveau lui-même présente un îlot cartilagineux. Entre les deux îlots du cartilage existe du tissu fibreux vascularisé. Au contact du cartilage, ce tissu fibreux représente un véritable périchondre ; on voit d'abord au pourtour du cartilage des capsules cartilagineuses, allongées, parallèles à la surface du cartilage, puis du tissu fibreux. C'est un tissu fibreux lâche, tantôt réticulé, tantôt fibrillaire, dont les fibres parallèles forment une bande transversale, ces fibrilles minces étant séparées par des cellules conjonctives plates. Dans le tissu fibreux qui sépare les cartilages interfragmentaires, il y a un grand nombre de capillaires de nouvelle formation, en général assez larges, remplis de sang. Sur certains points, surtout en se rapprochant du périoste, on trouve un tissu conjonctif infiltré de sang extravasé. Ce tissu, très jeune, est formé de cellules conjonctives anastomosées et il possède aussi des capillaires de nouvelle formation, dont la paroi très mince est constituée par un simple endothélium.

Le canal médullaire est le siège d'une néoformation osseuse qui l'oblitère presque complètement; on n'y trouve pas de cartilage. La moelle elle-même est fibrillaire avec des cellules de tissu conjonctif très vascularisé et l'on y rencontre quelques vésicules adipeuses dans un point rapproché de la fracture. Ces vésicules adipeuses deviennent plus nombreuses quand on s'éloigne de ce point. Les myéloplaxes sont très rares.

Sous le périoste existent des îlots de cartilage multiples et épais; le cartilage est parcouru par des fibres conjonctives et de nombreux vaisseaux; il présente dans sa profondeur les phénomènes de l'ossification par le cartilage; envahissement et découpement de ce cartilage par la moelle et les vaisseaux, etc.

Dans une série de coupes, les bouquets osseux qui coiffent l'extrémité des fragments se continuent directement dans le tissu conjonctif qui est très étendu entre eux. Les faisceaux de ce tissu fibreux sont entrecroisés, les uns horizontaux, entre les deux fragments, les autres obliques ou perpendiculaires aux premiers. Ces faisceaux de tissu conjonctif sont séparés par des cellules aplaties, fusiformes, et il y a beaucoup de vaisseaux très dilatés, mais sans hémorragies.

25 jours. *Lapin 27.* — Adulte jeune auquel on fait, le 28 octobre, une fracture de l'extrémité inférieure de l'humérus avec chevauchement et, le 30 octobre, une fracture des deux dernières côtes droites

L'animal a été sacrifié le 24 novembre, l'humérus (27 jours) étant consolidé depuis neuf jours, les côtes (vingt-cinq jours) ayant encore une mobilité très obscure.

A. L'une des *deux côtes* relatives à ces fractures encore mobiles ne présentait pas de chevauchement; les deux fragments étaient vis-à-vis l'un de l'autre, comme l'indique la figure 3. Près de l'extrémité des fragments, on voit une ossification sous-périostique étendue. Les deux productions osseuses nouvelles qui coiffent les fragments et qui sont dues, en partie à l'ossification médullaire et en partie à l'ossification des bouts de la diaphyse, sont presque au contact, séparées seulement l'une de l'autre par une portion fibreuse assez mince.

Dans cette portion fibreuse, il y a, sur certaines coupes, une cavité transversale qui est remplie par du tissu fibreux en partie détaché, morcelé par les mouvements. Entre ce tissu fibreux, partiellement détruit, et la cavité qui le contient existe un espace vide (fig. 3).

Le tissu fibreux central montre des fibres qui se colorent bien et des cellules de tissu conjonctif, dont les uues ont des noyaux bien colorés, tandis que d'autres sont à peine teintées par l'hématoxyline. Il y a très peu de globules rouges libres. Autour de cet espace, le tissu conjonctif est tout à fait vivant ; il présente quelques globules blancs polynucléaires, indiquant un certain degré d'inflammation récente. Ce tissu conjonctif est en rapport immédiat avec le tissu médullaire et l'os de nouvelle formation ; ses fibres sont disposées en faisceaux perpendiculaires aux extrémités osseuses ; il est assez vasculaire.

Il n'y a pas de *cartilage* dans le foyer même de la fracture, ni autour du tissu conjonctif intermédiaire aux fragments ; le tissu cartilagineux existe sous le périoste et à la périphérie des bouquets osseux périostiques et sur les côtés de la formation osseuse du bout des fragments, en rapport avec le périoste.

Le *canal médullaire* est rempli par une formation osseuse.

Sur d'autres coupes de la même pièce, la cavité située entre les deux extrémités osseuses a la forme d'une fente qui entoure surtout l'un des fragments, et le tissu conjonctif central n'est pas détaché partout ; il adhère à l'un des fragments. Ce tissu conjonctif de la partie centrale montre des fibrilles généralement transversales, des cellules de tissu con jonctif à noyaux ovoïdes peu volumineux et des globules blancs mous et polynucléaires en assez grand nombre. La fente ou espace vide très étroit entre les fragments a la forme d'une demi-lune contournant l'une des extrémités fragmentaires ; il n'y a pas de cartilage au centre, mais seulement à la périphérie sous le périoste.

Dans une autre série de coupes, le tissu conjonctif, intermédiaire aux fragments, ne présente qu'une solution de continuité, très minime, autour de l'un des fragments qui est un peu pointu. Quand on s'éloigne du centre pour aller du côté du périoste, on a un tissu conjonctif fibrillaire dans lequel on voit des cellules conjonctives petites, à prolongements multiples, situées dans des loges vides entre les fibrilles, et l'on trouve tous les intermédiaires entre ce tissu conjonctif et le tissu fibro-cartilagineux qui se trouve à côté. Ce tissu fibro-cartilagineux, assez épais, se continue avec le tissu cartilagineux sous-périostique dans lequel on trouve cependant des fibrilles conjonctives avec des vaisseaux.

B. Dans la *seconde pièce* de fracture non consolidée de vingt-cinq jours, les deux fragments n'étaient pas bout à bout ; il y avait chevauchement (fig. 4). Les deux fragments ne se touchent que sur un point, sans soudure ; leurs extrémités sont en contact avec du tissu conjonctif au niveau duquel se passent les mouvements. Le centre des mouvements semble être surtout à l'extrémité de l'un des fragments où l'on voit un petit espace vide ou cavité. Près de l'extrémité de l'un des fragments dans le tissu conjonctif on trouve de minuscules esquilles provenant de l'os nouveau, esquilles détachées par les mouvements provoqués. Ces petits fragments, en voie de destruction, sont entourés de globules blancs et de myéloplaxes ; les ilots eux-mêmes sont très riches en globules blancs. La plupart de ces petites esquilles, irrégulières, ne présentent pas de cavités ostéoplastiques visibles; on les distingue cependant par une coloration plus rouge par le van Gieson. Dans celles qui sont plus volumineuses, les ostéoplastes sont vides et petits.

Il y a trois centres principaux de ces esquilles, l'un à la périphérie du fragment qui est en rapport avec la cavité de mobilisation, l'autre à l'extrémité du second fragment; le troisième îlot est en rapport avec l'os périostique d'un côté (fig. 4). Les petites esquilles et les cellules qui les entourent siègent dans un tissu fibreux à fibres conjonctives minces.

Il y a des îlots de cartilage le long du périoste. Autour de la cavité de mobilisation, le tissu conjonctif vascularisé est riche en cellules conjonctives, et contient aussi des leucocytes.

2° *Fracture consolidées après mobilisation* : 27 jours (Voir page 21).

31 jours. — Lapin 61. Adulte. On avait fait chez ce lapin une fracture de l'humérus au-dessous de la partie moyenne le 26 octobre, et une fracture des deux dernières côtes le *30 octobre*. L'animal a été sacrifié le *30 novembre*. Depuis deux ou trois jours, les fractures de côtes ne présentaient plus de mouvements certains.

Côte n° 1. — Les deux fragments étaient au contact; il n'y avait pas de chevauchement; il y a une consolidation complète. Les nombreuses coupes faites, passant par la périphérie et par le centre du foyer, montrent que, d'une manière générale, l'ossification sous-périostique est très avancée, tandis qu'au centre on trouve un tissu fibro-cartilagineux, les fibres ayant une direction perpendiculaire à la surface, comme cela est constant (fig. 5).

Les fibres de tissu conjonctif qui entourent les capsules et les cellules cartilagineuses sont assez rapprochées dans le foyer même de la fracture, et elles sont plus écartées quand on se rapproche de la périphérie. Ces cartilage et fibro-cartilage s'ossifient sur les bords de la ligne fibreuse, de telle sorte que les travées osseuses de nouvelle formation contiennent encore des capsules cartilagineuses avec les cellules qui y sont incluses. C'est une ossification irrégulière, et on ne retrouve là rien qui rappelle la rivulation que nous avions observée parfois dans l'ossification par le cartilage central dans les fractures ordinaires, non mobilisées.

Sur d'autres coupes, l'os sous-périostique n'est pas complet; il est interrompu au niveau de la ligne fibro-cartilagineuse; mais, par contre, on trouve par places, dans le foyer même de la fracture, une ossification complète à travers le cartilage qui s'ossifie des deux côtés, de manière que les travées osseuses se continuent d'un fragment à l'autre. Le bouquet osseux, qui coiffe les fragments, est extrêmement riche en travées aréolaires, plus épaisses quand on se rapproche de l'os ancien. La partie centrale de ces deux bouquets osseux présente dans toutes les travées, soit des capsules et des cellules de cartilage, soit simplement des lignes directrices cartilagineuses. La partie centrale de cette néoformation osseuse a été sans doute, en grande partie, le résultat d'une ossification du cartilage, tandis que du côté de l'os ancien, les travées de l'os nouveau ne présentent pas trace de cartilage.

La moelle du grand canal médullaire est très riche en vésicules adipeuses; c'est une moelle d'apparence normale. La moelle située entre les travées osseuses de nouvelle formation est partout constituée par du tissu conjonctif vascularisé avec de grandes cellules et des ostéoblastes qui se trouvent à la surface des travées osseuses en voie d'accroissement.

Côte n° 2. — Les fragments formaient un angle obtus. Toutefois, dans le foyer de la fracture, les bouquets osseux, émanant de l'un et de l'autre fragments étaient au contact, séparés seulement par des îlots cartilagineux et du tissu conjonctif, de telle sorte que des mouvements auraient pu avoir lieu. Le cartilage, encore assez épais au niveau du périoste, s'enfonce, en se rétrécissant vers le centre de la fracture. C'est un fibro-cartilage, se continuant avec un tissu conjonctif vascularisé dans le foyer même de la fracture. Ce tissu conjonctif se continue lui-même de chaque côté avec le tissu conjonctif des espaces médullaires de l'os nouveau. Là, les vaisseaux capillaires sont extrêmement dilatés, remplis de sang. On y trouve aussi par places de petits fragments de tissu osseux, esquilles microscopiques, très minimes, entourées d'ostéoblastes ou de petits myéloplaxes.

35 jours. — Humérus du *lapin précédent.*

La fracture siège à la partie moyenne; le cal est énorme, présentant un volume sept à huit fois plus considérable que le volume de l'os lui-même.

Les fragments chevauchent fortement (fig. 6). Une des extrémités est très près du périoste d'un côté, et l'autre extrémité fait avec lui un angle obtus, mais ces bouts de l'os ne sont nullement en contact; ils sont séparés l'un de l'autre par un tissu osseux de nouvelle formation, à aréoles assez minces. Au niveau de l'une des extrémités, celle qui touche au périoste, on constate un enfoncement en coin du tissu fibreux sous-périostique qui est séparé de l'extrémité du fragment par le tissu osseux de nouvelle formation. Une autre bande de tissu fibreux existe en face de l'autre fragment, recouvert également par du tissu osseux nouveau. Cette bande fibreuse épaisse part du périoste et va s'insérer obliquement sur le premier fragment. En résumé, nous avons affaire à une ossification complète dans laquelle on voit cependant deux bandes fibreuses incomplètes, déterminées par les mouvements provoqués. Il n'existe qu'un minime point de cartilage dans le tissu osseux, près de la dernière bande fibreuse, au milieu du tissu osseux nouveau.

Le tissu fibreux sous-périostique du premier est très riche en éléments cellulaires allongés qui se continuent dans les travées osseuses périphériques dont l'ossification a lieu par des éléments fibreux. La large bande fibreuse du second fragment possède aussi de grandes cellules étoilées anastomosées et beaucoup de vaisseaux sanguins. Ses fibres sont allongées et parallèles à sa direction. Le noyau cartilagineux qui persiste est un type de fibro-cartilage avec beaucoup de fibres de tissu conjonctif. La moelle contenue dans le grand canal médullaire est purement graisseuse à une très petite distance de la fracture. A l'extrémité des fragments, elle est ossifiée et embryonnaire.

3° *Pseudarthrose de l'avant-bras datant de trois mois chez un adulte* (Cas de M. Le Dentu; voir page 15).

4° *Pseudarthrose expérimentale du tibia datant de trente et un jours sur le chien* (Voir p. 23). — Le membre était ballant et l'animal marchait sur trois pattes sans mettre par terre la patte du côté malade. La mobilité était très grande au niveau de la fracture. La partie fracturée présentait un volume considérable.

A l'ouverture, on trouva du pus dans le foyer de la fracture. Les deux fragments chevauchaient et la mobilité était très grande. La pièce toute entière a été décalcifiée, puis durcie dans l'alcool, et ce n'est qu'après ces opérations préliminaires que nous l'avons sectionnée en long.

Sur la pièce examinée à l'œil nu, on voit les deux fragments qui sont parallèles l'un à l'autre et séparés par un tissu mollasse imprégné de liquide. L'extrémité des deux fragments est coiffée par un tissu qui ne leur adhère pas, et au niveau duquel ils peuvent se mouvoir. Tout l'ensemble de cette fracture, comprenant les deux fragments et le tissu qui les sépare et les coiffe, est entouré d'une capsule périphérique fibro-musculaire adhérente à la base des deux fragments. Nous avons représenté, dans la figure 16, à un grossissement de 6 diamètres, une coupe totale des deux fragments et de leur capsule. Cette figure d'ensemble, nécessaire pour bien comprendre la disposition des parties, montre les deux fragments de l'os ancien o, o', parallèles entre eux, terminés par deux extrémités légèrement coniques a, b, formées par de l'os en partie mortifié. Ces deux extrémités a, b, sont libres, irrégulières, crénelées à leur pointe, en rapport avec un tissu enflammé appartenant à la capsule qui enveloppe le foyer de la fracture. On remarquera en n un sillon séparant l'os vivant, o, de la partie mortifiée du même os, a.

La coupe étant un peu oblique et les deux fragments osseux n'étant pas exactement dans le même plan, on voit en d une partie superficielle de l'os où il existe un cal osseux périphérique dont les travées osseuses de nouvelle formation, visibles à ce faible grossissement, présentent une disposition aréolaire. Ce cal osseux, assez volumineux, est entouré de muscles m' n'. C'est ce cal qui donnait à l'œil nu une augmentation de volume et une induration périphérique à la lésion osseuse.

Si l'on étudie avec de plus forts grossissements les diverses parties de cette fracture, on verra : 1° à l'extrémité conoïde des fragments osseux, a et b (fig. 16), un os dont la surface est crénelée et les lamelles osseuses interrompues. Là, les cavités osseuses sont vides ou ne renferment que des granulations nucléaires et les cellules osseuses sont mortifiées; les cavités médullaires de la surface apointée de ces os contiennent des globules blancs polynucléaires et, dans les crénelures du bout libre de l'os, on trouve quelques fragments granuleux appartenant à des faisceaux musculaires. En s'éloignant de cette surface apointée, l'examen de l'os montre des espaces médullaires vides ou contenant des éléments atrophiés; les lamelles osseuses présentent encore quelques cellules osseuses colorables,

mais la plupart des cellules osseuses sont pâles ou tout à fait dégéné-
rées.

2° Le tissu conjonctif périphérique aux fragments est imbibé de globules
blancs polynucléaires ou mononucléaires et il contient des vaisseaux capillaires extrêmement dilatés et nombreux. C'est un tissu de bourgeons
charnus dont les capillaires sont remarquablement distendus par le sang
qu'ils contiennent. Il existe à la pointe des fragments et par places sur leur
bord comme en m (fig. 16); il pénètre dans les cavités médullaires du
bout des fragments, et il forme toute la périphérie de la cavité qui limite
le large foyer de la fracture. Ce tissu était si vascularisé parce qu'il était
constamment le siège des frottements exercés par les fragments mobiles
dans la cavité qui les entourait. Nous avons représenté, à un grossissement de 50 diamètres (fig. 17), ces vaisseaux et leur entrée dans les
espaces médullaires de l'os au bout de l'un des fragments. Ces capillaires
pleins de sang, v, sont renflés et boudinés en v', en a, et s'insinuent en b
dans les espaces médullaires entre les lamelles osseuses. Celles-ci présentent des lacunes irrégulières qui les coupent et qui sont remplies du tissu
de bourgeons charnus plein de leucocytes, t.

3° Un sillon d'ostéite raréfiante éliminatoire se montrait dans l'un des
fragments (Voir n, fig. 16), entre la partie vivante, o, de ce fragment, et
son bout en partie mortifié, a. Ce sillon était occupé par de la moelle
embryonnaire très vascularisée, et il est certain qu'à un moment donné,
si l'animal avait été conservé vivant, on aurait assisté à une séparation
complète de l'os, o, d'avec le bout, a, devenu un séquestre détaché.

4° En même temps que ces lésions destructives et éliminatrices, il y avait
un début de réparation, un véritable cal osseux très manifeste, situé au
pourtour de la base des fragments, à une certaine distance du foyer de la
fracture. Nous avons représenté en d (fig. 16) le tissu osseux aréolaire qui
constituait ce cal osseux. Le tissu musculaire qui l'entoure, m', pénètre
même dans son épaisseur comme en n' (fig. 16). Lorsqu'on examine ce cal
avec de plus forts grossissements, on constate qu'il n'y a pas de cartilage.
Ce dernier a probablement disparu par les progrès de l'ossification si tant
est qu'il ait existé. L'os nouveau aréolaire, à travées assez minces, est
pourvu de grosses cellules osseuses, comme cela a lieu pour tout os de
nouvelle formation. Ses cavités médullaires montrent le plus souvent, le
long des travées osseuses, une couche d'ostéoblastes.

Dans les points où cet os est pénétré par les muscles voisins, on voit
des trousseaux musculaires m, m, (fig. 18), dont les faisceaux se dirigent
parallèlement, entrer dans la substance osseuse, o, o, et s'y continuer de la
façon la plus évidente au sein du tissu osseux. Ces faisceaux musculaires
amincis ont presque tous perdu leur striation longitudinale. Ils sont
accompagnés de fibrilles minces de tissu conjonctif et de cellules disposées
autour d'eux, qui représentent des cellules du sarcolemme. D'autres cellules, au lieu d'être disposées en long suivant la direction des faisceaux
musculaires, sont transversales, comme cela se voit en n (fig. 18), et appartiennent au tissu conjonctif médullaire. Dans la substance calcaire de l'os

nouveau, *o, o*, les cavités osseuses, *b*, sont tantôt disposées longitudinalement suivant la direction des fibres musculaires, tantôt irrégulières ou dans le sens opposé à la direction des fibres musculaires. Ces fibres musculaires ayant conservé à peu près le même volume qu'elles possédaient avant d'entrer dans l'os, y sont calcifiées elles-mêmes, comme le sont les fibres de Sharpey dérivant du tissu conjonctif du périoste. On peut comparer ces faisceaux musculaires aux fibres de Sharpey, car elles ont un rôle comme agents directeurs de l'ossification. A une certaine distance de leur entrée dans l'os, on retrouve ces faisceaux musculaires soit dans l'os calcifié, soit dans les cavités médullaires à travers desquelles ils passent comme autant de ponts rectilignes. C'est ce qu'on voit dans la cavité médullaire, *c* (fig. 18), qui est traversée par trois faisceaux musculaires parallèles, allant de l'un de ses bords au bord opposé. On verra en *g* la même disposition.

Nous avons dessiné (fig. 19) une cavité médullaire assez éloignée de l'entrée des muscles; les faisceaux y sont plus étroits que dans la figure précédente. Ils passent de la paroi osseuse de la cavité à la paroi opposée et sont compris dans l'os en formation. Le grand nombre d'ostéoblastes, *m*, qui se trouvent le long du bord de la cavité médullaire, indique une ossification d'une assez grande intensité.

D'après ce qui précède, les muscles périphériques au tibia, à la base des fragments, entraient dans la composition du cal osseux périphérique et jouaient un rôle important dans l'ossification elle-même.

Par contre, les mêmes organes compris dans le foyer de la fracture s'y étaient fragmentés et leurs débris s'étaient mêlés au pus.

En résumé, cette fracture, non consolidée après un mois, véritable pseudarthrose, montrait aux extrémités des fragments une nécrose partielle, du pus et du tissu de bourgeons charnus autour des fragments et, à la base des fragments, une néoformation du cal osseux périphérique. La consolidation totale aurait été très longue en raison des parties nécrosées de l'extrémité des fragments devenus des séquestres et qui auraient entretenu la suppuration.

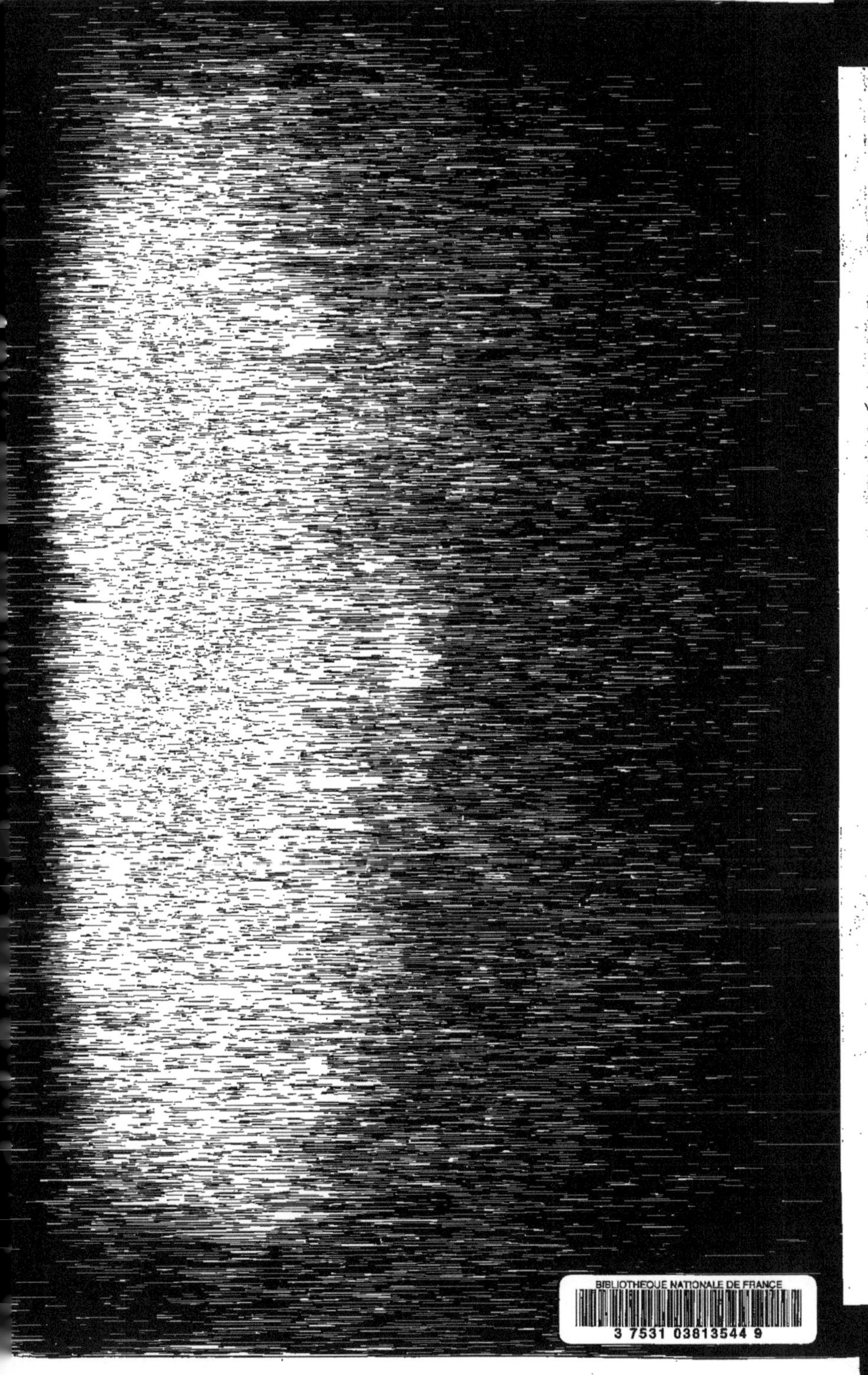

9 782019 943738